공중화장실관리인 위생교육 기본교재

공중화장실관리인 위생교육개론

김일효 · 김소연 · 김승우 공저

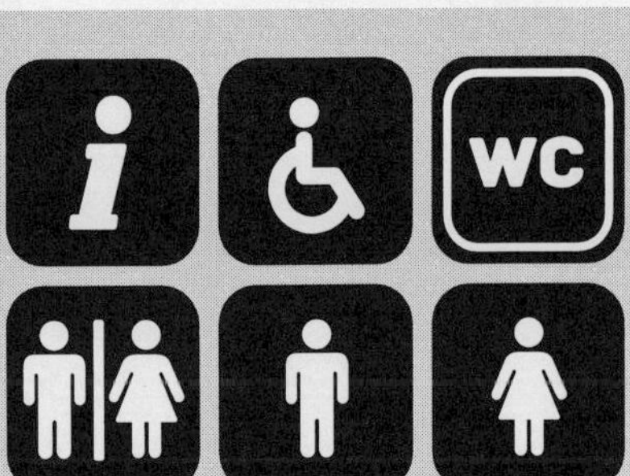

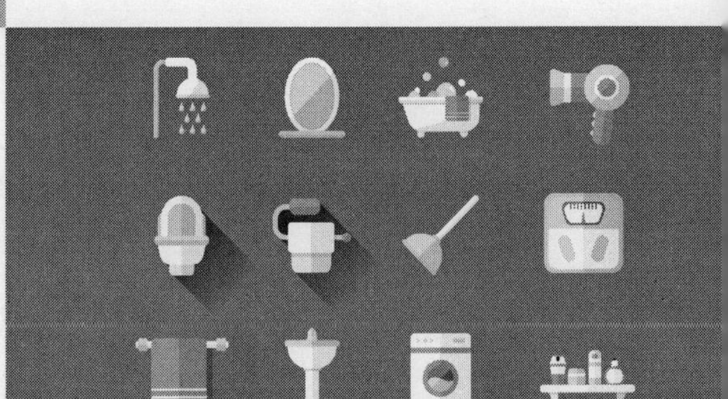

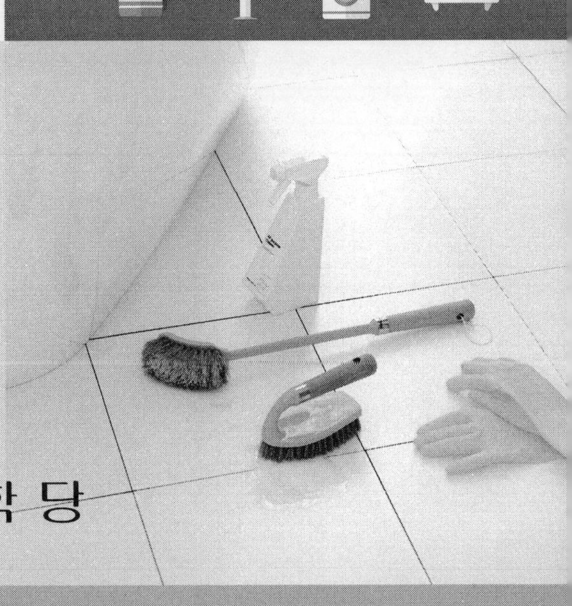

도서출판 상 학 당

欲爲大者 當爲人役

크고자 하거든 남을 섬기라

머리말

화장실은 삶과 생활 및 일(업무)을 영위하는 모든 사람에게 생리적 현상을 위생적으로 처리하는 장소이자 생활문화공간이다. 특히 공중화장실은 모든 사람들이 주거공간을 떠나 외부에서 활동하는 생활인이 일상생활에서 하루에 한 번 또는 그 이상으로 불가피하게 이용해야 하는 편의시설이자 생리적 위생처리시설이다. 그러므로 공중화장실은 삶과 생활 및 일(업무)을 영위하는 모든 사람에게 매우 중요한 문화공간이며 없어서는 안 될 위생환경시설이라 할 수 있다.

공중화장실은 그 나라 사람들의 환경위생 문화수준을 대변하는 공공장소로서 한 도시의 얼굴 역할과 함께 문화수준을 결정하는 바로미터의 기능과 작용을 하고 있다. 따라서 공중화장실은 언제나 청결하고 깨끗해야 하며 위생적으로 환경을 유지해야 한다. 이를 위하여 정부는 국민에게 위생상의 편의제공과 복지증진을 목적으로 '공중화장실 등에 관한 법률(약칭 : 공중화장실법)'을 2004년 1월 29일에 제정하고 공중화장실 운영관리의 법률적 기반을 확립하여 공중화장실 설치와 운영관리를 법적, 제도적으로 뒷받침하고 있다.

또한 정부는 공중화장실 등에 관한 법률을 집행할 수 있는 하위 법규인 '공중화장실 등에 관한 법률시행령'을 제정하고 공중화장실의 기본시설과 편의시설 및 기타 부대시설의 종류와 설치기준, 관리기준을 제정하여 공중화장실 설치자와 관리인에게 공중화장실 설치기준의 준수와 관리기준 이행을 강조하고 있다. 뿐만 아니라 공중화장실 주무 부처인 행정안전부에서는 '공중화장실 등에 관한 법률시행규칙'을 제정하고 공중화장실의 전문적 관리를 지원하기 위하여 공중화장실 관리인 지명제도를 확립하고 공중화장실관리를 전담할 공중화장실 관리인을 의무적으로 지명해야 하며, 지명받은 공중화장실 관리인은 공중화장실 관리인 위생교육을 반드시 지명 전 또는 지명 후 10일 이내에 위생교육을 이수하도록 규정하고 있다.

공중화장실 운영과 관리 및 감독을 행정적으로 책임지고 있는 각급 지방자치단체에서는 공중화장실 등에 관한 법률과 시행령 및 시행규칙에서 위임하고 있는 범위 내에서 공중화장실의 설치 및 운영관리조례를 각각 제정하여 행정적으로 그리고 실무적으로 지원하고 있다.

이와 같이 정부 및 지방자치단체가 입법과 제도를 통하여 지원하는 이유는 공중화장실은 사회문화적으로 그리고 위생적으로 매우 중요한 가치를 지니고 있는 공공장소이기 때문이다. 따라서 공중화장실의 가치와 중요성을 인정하고 유지하기 위해서는 정부와 지방자치단체는 물론 공중화장실 설치자 및 관리인의 책무와 사명감은 매우 높다고 하겠다.

그러나 현실적으로 공중화장실 관리인 위생교육제도를 살펴보면 공중화장실 관계법상 '공중화장실 관리인 교육제도'를 법적으로 제도적으로는 교육시스템을 마련하고 있으나, 교육제도운영이 교육시설이나 교재 및 강사 등의 준비 부족으로 단순한 청소실무 교육자료가 동영상으로 제공될 뿐 공중화장실 관리인 위생교육이 징싱적, 체계적으로 이루어지지 않고 있는 실정이다.

다만, 관계기관에서 청소교육 동영상자료를 온라인 교육방식으로 제공하고 시청하게 함으로써 위생교육 이수자로 간주하는 정도여서 공중화장실 관계법령 및 위생교육지침 등에서 정하고 있는 공중화장실 관리인의 자격기준과 역할, 공중화장실 기본법령 해설 및 운용, 공중화장실의 시설관리 및 환경위생관리의 교육내용이 간과되고 있다.

따라서 전체 공중화장실 관리인 위생교육과정에 대한 교육이 정상적으로 이루어지지 않고 있는 것으로 인식된다. 그러므로 공중화장실관리인 위생교육을 위한 교재개발과 온라인 및 오프라인 교육프로그램 개발 및 교육시스템의 구축과 정상화가 시급한 것으로 판단된다.

이와 같은 공중화장실 관리인 위생교육을 법적, 제도적으로 정상화하기 위하여 우선적으로 요구되는 공중화장실 관리인 위생교육교재를 《공중화장실관리인 위생교육개론》 서명으로 출판하게 되었다. 《공중화장실관리인 위생교육개론》은 다음과 같은 특징을 가지고 있다.

첫째, 《공중화장실관리인 위생교육개론》은 공중화장실 관리인이 공중화장실 관리를 전문적으로 수행하는 데 필요한 전문지식과 능력을 함양하기 위하여 요구되는 공중화장실 관리인 위생교육 기본교재 용도로 개발하였다.

둘째, 《공중화장실관리인 위생교육개론》은 공중화장실관리 최신 관계법령과 제도를 기반으로 집필하였으며, 공중화장실관리 서비스의 이해와 공중화장실관리인의 자격기준 및 역할, 공중화장실 기본법령 해설 및 운용, 공중화장실 시설관리, 청소 및 소독을 포함한 환경위생관리와 안전관리 중심으로 수록하고, 공중화장실 유지관리에 관련이 있는 공중화장실 이용자 불편사항 접수 및 처리, 공중화장실 이용자 만족도 관리부문을 보강하였다. 특히 공중화장실 관계당국이 향후 공중화장실 정책과 제도를 수립 또는 입안할 때 필요한 참고자료를 제공하기 위하여 공중화장실관리 실태조사 내용과 개선방안을 제시하였다.

셋째, 《공중화장실관리인 위생교육개론》은 전체 내용을 9개의 장으로 편성하고 공중화장실법과 행정안전부에서 제공하는 공중화장실관리인 위생교육 지침에서 명시하고 있는 공중화장실관리인 위생교육 교과목을 중심으로 공중화장실관리인 전문화에 필요한 공중화장실 위생교육의 배경과 공중화장실의 문화적 이해 편을 두어 공중화장실 관리인의 공중화장실 관리에 대한 이해를 돕고 있다.

아무쪼록 《공중화장실관리인 위생교육개론》이 공중화장실의 운영관리를 책임지고 있는 공중화장실관리인 위생교육에 있어서 기본교재로 다소나마 도움이 되기를 진심으로 희망해 본다. 또한 이를 통하여 우리나라 공중화장실관리인이 공중화장실관리에 필요한 지식과 기술을 학습하여 공중화장실의 전문적 관리에 도움이 되기를 진심으로 소망해 마지않는다.

이를 계기로 공중화장실관리인 위생교육의 정상화를 도모하고 이를 통하여 공중화장실관리의 전문화와 공중화장실관리 체계화 및 사회위생환경 문화의 발전을 도모하고 나라의 문화수준과 품격이 제고되며, 공중화장실 이용자가 생리적인 욕구를 쾌적하고 위생적이며 편리하고 안전하게 처리할 수 있도록 하여 공중화장실 이용자로 하여금 공중화장실의 위생환경에 대한 문화적 자부심 향상에 이바지하기를 진심으로 기대한다.

끝으로, 이 책 출판에 물심양면으로 지원해 준 도서출판 상학당의 남승우 사장님께 진심으로 감사를 표한다.

2021년 1월

(사)한국건물관리학회 연구실에서 대표 저자 씀

차례

제 4 장 공중화장실 관리인의 자격기준과 역할 / 85

제 5 장 공중화장실 시설관리 / 97

제 6 장 공중화장실 수질오염관리 및 위생관리 / 119

제 7 장 공중화장실 안전관리 / 185

제 8 장 공중화장실 이용자 만족도와 불편사항 관리 / 205

제 9 장 공중화장실관리 실태조사 및 개선방안 / 219

Chapter

01

공중화장실 관리인 위생교육의 이론적 배경

제1절 교육의 일반개념

제2절 공중화장실 관리인 위생교육

제1절 교육의 일반개념

1 서 설

공중화장실법에서 말하는 공중화장실관리인 위생교육은 공중화장실 관리인의 자격 기준이기 때문에 공중화장실관리인으로 지명받기 전 또는 지명 후 10일 이내에 반드시 이수해야 하는 교육이다. 따라서 공중화장실관리인은 공중화장실 위생교육개념을 정확하게 이해하고 이를 공중화장실 위생관리에 적용해야 한다.

공중화장실 관리인 위생교육 개념을 정확하게 이해해야 하는 공중화장실 관리인은 공중화장실 관리인 위생교육의 키워드인 일반교육 개념부터 이해할 필요가 있다. 왜냐하면 교육은 이론의 이해로 부터 출발하여 인간의 행동을 바람직하게 가이드하고 바람직한 행동과 태도를 견지하도록 하는데 필요한 지식을 가르치고 품성을 길러주며, 성숙한 사람으로 발전하도록 하는 계획적이고 조직적인 행동이기 때문이다.

그러므로 공중화장실 관리인은 공중화장실 위생관리의 이론과 실무를 교육과 훈련을 통하여 숙지하고 이해해야 한다. 이를 위하여 공중화장실 위생교육을 논의하기 전에 교육 일반이론부터 설명하기로 한다.

2 일반 교육개념의 정의

교육의 사전적 정의는 '지식을 가르치고 품성을 기름. 또는 성숙하지 못한 사람을 심신을 발육시키기 위하여 일정한 기간 동안 계획적, 조직적으로 행하는 교수적 행동'으로 설명하고 있다.

동양에서 교육의 의미는 외부로부터 올바른 방향을 제시하여 이끌어 줌으로써 피교육자가 타고난 잠재 가능성을 최대로 실현할 수 있도록 도와주는 교도 및 육성으로 정의하고 있다.

또한 서양에서 말하는 교육의 의미는 아동의 잠재 가능성을 실현시키는 활동을 말하며, 올바른 방향으로 이끌어 주는 활동을 교육으로 이해하고 있다.

3 교육의 주체와 객체 및 수단

교육을 실시하기 위해서는 교육을 담당하는 학교교육의 주체로서 교수나 교사가 있어야 하고 사회적 교육 주체인 사회인사와 매스컴이 있어야 하며 가정교육의 주체로서 부모와 형제자매가 있어야 한다.

또한 교육의 객체인 학생이나 수강자 또는 학습자가 있어야 하며 효과적인 교육을 실시하기 위해서는 교안, 학습도구, 시설, 장비 등의 교육 매체인 교육수단이 있어야 한다. 이를 교육의 주체와 객체 및 수단이라 한다.

4 교육의 가치와 필요성

1) 교육의 가치

사람은 교육을 통하여 다시 사람으로 태어나 동물과 구별되게 하고 가족으로서 그리고 사회인으로서, 국민으로서 기능하고 적응하여 가정과 사회 및 국가에 발전에 이바지 하며 살아가게 만들 뿐만 아니라 전 인류를 위하여 공헌하게 한다. 이는 전적으로 교육 가치의 힘이라 생각된다.

가치의 사전적 의미는 어떤 사물이 지니고 있는 의의나 중요성을 의미한다. 철학에서는 인간의 감정이나 요구 또는 관심의 대상이 되는 것을 말하고 경제학에서는 어떤 욕망을 채워주는 정도에 따라 그 물건에 대하여 인정되는 의의를 말하며 사용가치와 교환가치를 경제적 가치로 해석하고 있다.

교육은 지식을 배우게 하고 기능을 할 수 있게 하며 선과 악, 정의와 불의, 의지나 신념을 가지게 하고 올바른 선택과 의사결정을 하게 하는 등 교육의 가치는 말로 다형용할 수 없을 정도이다.

공중화장실관리인 위생교육 강사는 공중화장실 위생관리 이론 교육과 청소실무 훈련을 담당하는 교육의 주체이기 때문에 교육의 가치에 대하여 확고한 이해와 신념을 가지고 공중화장실 관리인 위생교육에 임해야 한다.

일반적으로 사람들이 더불어 사는 사회의 기능에는 정치 기능과 경제 기능 및 교육 기능이 있다. 정치는 법과 제도를 통하여 사회에 기능하고, 경제는 富(부)나 재화를 통하여 사회에 기능하며, 교육은 인간을 통하여 사회에 기능하게 된다.

교육은 교육을 통하여 인간을 인간답게 만드는 인간형성작용이고 인간은 오직 교육을 통해서만이 인간이 되는 교육적 존재이므로 교육의 가치는 재론의 여지가 없는 매우 중요한 가치개념이다.

2) 교육의 필요성

교육은 다음과 같은 이유로 절대적으로 필요하다.

① 교육은 인간을 인간답게 만들기 때문이다.

- 교육을 받지 못하는 경우에는 동물의 본능적 특성만이 지속적으로 나타나 인간다운 삶과 생활과 일을 영위할 수 없게 된다. 따라서 교육이 필요하다.

② 교육은 교육을 통하여 인간이 살아가는데 필요한 힘(능력)을 얻을 수 있게 하기 때문이다.

- 칸트(Kant)의 생각과 같이 인간은 교육을 필요로 하는 유일한 존재이며 인간은 교육적 산물 외는 아무것도 아니다. 라고 주장한 바와 같이 개인발전과정에서 교육의 필요성을 강조하고 있다.
- 루소(Rousseau) 역시 인간은 연약하게 태어남으로 힘이 필요한데 이와 같은 힘은 교육을 통해서 얻는다는 이론을 주장하여 교육의 필요성을 뒷받침 해 주고 있다. 1779년에 프랑스의 아베롱 숲속에서 발견된 약 12세로 추정되는 아베롱 야생아의 사례가 교육의 필요성을 웅변으로 말해 주고 있다.

③ 교육은 사회와 국가의 발전에 매우 필요하기 때문이다.

- 교육은 사회발전의 한 영역인 정치와 경제 및 문화 예술 등의 분야에 헌신 봉사하는 인재를 양성 하고 배출하여 사회와 국가발전에 이바지하기 때문에 교육은 매우 필요하다.
- 리스트(List)는 교육은 생산력을 생산한다고 주장하였고 마샬(Marshall)은 교육은 생산을 위한 수단이라 주장하면서 교육수준이 경제성장을 추진하는 제1의 힘이라고 주장하였다.

결론적으로 교육은 사회와 국가를 발전시키는데 필요한 전문기술과 직업적 창의력, 직업윤리 의식 배양 등에 결정적으로 기여하여 사회와 국가 발전에 매우 필요한 존재이기 때문에 교육은 매우 필요하다.

5 교육의 가능성과 한계성의 견해

교육의 문제를 논의할 때 교육의 가능성과 한계성에 대한 논의는 매우 중요하고 의미가 있는 연구과제로 생각된다.

1) 교육의 가능성 견해

교육은 가능성은 교육 만능설(환경 만능설)이 대변하는 학설이다. 교육 만능성은 교육의 가능성을 지원하는 학설로서 교육을 통하여 인간의 모든 것을 형성하거나 변화시킬 수 있다고 주장하는 학설이다. 이를 신봉하고 지지하는 대표적 학자에는 칸트(Kant)가 있다.

2) 교육의 한계성 견해

교육의 한계성이 있다고 주장하는 견해도 있다. 교육이 아무리 효과가 있다고 인정된다 하더라도 내적 요인인 유전과 외적 요인인 환경의 제한을 받는다고 주장하는 이론이다.

결론적으로 교육은 가능성도 있으며 한계성이 있어 유전과 환경에 의하여 교육효과가 일부 제한된다고 볼 수 있다.

그러므로 교육의 가능성과 한계성을 인정하고 이를 조화롭게 보완하여 교육의 효과를 극대화 할 필요가 있다.

6 교육의 기능과 역할

1) 교육의 기능

교육의 일반 기능을 분석해 보면 보존적 기능과 적응적 기능, 창조적 기능이 있다. 또한 교육의 일반적 기능에는 본질적 기능과 비본질적 기능을 수행하고 있다.

교육의 일반 기능에 해당하는 교육의 본질적 기능은 교육의 내재적 기능으로서 가치를 탐구하고 추구하는 기능을 말한다. 이에는 인간행동의 변화나 인격 함양 그리고 인간성의 형성 및 전인의 양성의 기능 등이 있다.

교육의 일반 교육 기능에 해당하는 비본질적 기능은 교육 외재적 기능으로서 교육의 실천적 기능을 말하는 것으로 이에는 사회의 보존과 발전 그리고 문화의 발전과 문명의 발달, 창조와 정치, 경제, 사회의 발전과 국가의 존속과 지속적 성장 기능이 있다.

2) 교육의 역할

교육은 다음과 같은 두 가지 특별한 역할을 수행하고 있다. 교육의 특별한 역할 중 하나는 개인발전을 위한 교육 특별 역할과 또 다른 하나는 국가발전을 위한 교육의 특별 역할이 있다.

개인발전을 위한 교육 특별 역할은 개인의 발전적 정신계발과 개인의 발전에 필요한 지식, 정보, 자료의 습득, 개인의 사회적 지위를 결정하는 특별한 역할을 하고 국가발전을 위한 교육의 특별 역할은 정치, 경제, 사회, 문화, 예술 발전에 기여하는 특별한 역할을 담당하고 있다.

7 교육의 목적과 목표의 효과적 달성방안

앞에서 논의한 교육의 개념과 교육의 가치와 필요성 그리고 교육의 일반 기능과 특별한 역할에 대하여 살펴 본 바에 따라 교육의 개념을 정리하면 교육은 한 개인의 발전에 결정적으로 기여하여 개인의 보존과 사회 적응 및 창조적으로 문화를 창조하게 하고 정치와 경제, 사회 문화, 예술의 발전에 기여하고 있어 교육의 가치와 필요성을 아무리 강조해도 지나치지 않는다.

이와 같이 높은 가치를 가지고 있으면서 필요한 교육을 체계적으로 수행하여 교육의 본질적 목적과 비본질적 목적을 효과적으로 달성하려면 다음과 같은 교육목적과 목표의 효과적 달성 방안이 수립되고 실천되어야 한다.

이를 위해서는 바람직한 교육제도가 확립되고 장기적으로 지속되어야 하며, 교육제도가 정비되어 장기적으로 운영되어야 하며, 양질의 교육환경이 확보되고 문제점은 개선되어야 한다. 그리고 교재와 교사의 질이 높아야 하고 교사는 교육철학으로 무장되어야 하며 바람직한 교육시설이 확보되어야 한다.

또한 교육의 유용한 매개체가 개발되고 발전되어야 하며 정부를 비롯한 교육당국이 교육의 철학을 가지고 백년대계를 세워 법과 제도를 통하여 정책적으로 교육을 뒷받침해야 한다.

제2절 공중화장실 관리인 위생교육

1 위생교육의 중요성과 필요성

1) 위생교육의 중요성

화장실은 인간의 생명활동과 사회생활을 위하여 필요로 하는 매우 중요한 위생시설이다. 왜냐하면 화장실은 인간의 생명활동의 하나인 생리적 배설을 처리하는 필수 시설이기 때문이다. 특히, 공중화장실은 인간이 독립적으로 거주하는 주거 시설을 떠나 사회생활을 영위하는 동안 발생하는 생리적 문제를 불가피하게 처리해 주는 장소이자 시설이기 때문에 인간의 생명활동과 사회생활에 있어서 매우 중요한 위생처리시설임이 분명하다. 그러므로 공중화장실은 능력 있는 전문가에 의하여 청결하고 위생적으로 관리되어야 한다.

또한 공중화장실은 인간의 배설물을 처리하는 장소이기 때문에 쉽게 오염되거나 바이러스, 박테리아 등 병원균에 노출되기 쉬운 장소이자 시설이기 때문에 청결을 유지해야 하고 정기적인 방역소독을 통하여 위생적으로 관리해야 한다.

이를 위하여 정부는 2004년도에 '공중화장실 등에 관한 법률'을 제정하고 이를 통하여 청소 및 소독의 주기를 설정하며 공중화장실의 기본시설과 편의시설 및 비품의 종류와 기준을 법과 제도를 통하여 규정하고 있다.

뿐만 아니라 정부(행정안전부)는 공중화장실 유지관리를 체계적으로 관리하고 유지하도록 공중화장실 설치자로 하여금 공중화장실 관리인을 지명하고 필요한 교육제도를 마련하여 공중화장실관리에 필요한 기술과 지식을 교육시키기 위하여 위생교육을 의무적으로 이수하도록 법으로 규정하고 있다.

다시 말하면 공중화장실 등에 관한법률(이하 공중화장실법)에서는 공중화장실 관리인이 담당하는 공중화장실을 전문적이며 체계적으로 관리하여 양질의 공중화장실관리 서비스를 창출하여 공중화장실 이용자를 만족하도록 유도하기 위하여 공중화장실관리에 필요한 전문적 지식과 능력을 함양하기 위하여 공중화장실 관리인 위생교육제도를 마련하고 공중화장실의 시설관리 방법과 공중화장실법의 내용 및 제도에 대하여 학습하도록 제도화하고 있다.

또한 정부는 공중화장실 관리인 위생교육을 통하여 환경위생교육과 공중화장실 관리인의 자격기준 및 역할 등에 대하여 일정한 교육방법으로 사전, 사후 교육을 이수하도록 강제하고 있다.

따라서 공중이 사회생활 과정에서 불가피하게 이용해야 하는 공중화장실을 체계적으로 관리하기 위하여 요구되는 과학적 관리와 기술적 관리의 지식과 기술을 위생교육을 통하여 습득하도록 제도화하고 있다.

그러므로 공중화장실 관리인 위생교육은 공중화장실관리 서비스를 통하여 이용자를 만족하도록 양질의 공중화장실관리 서비스 창출을 위하여 매우 중요한 교육제도라 할 수 있다.

그러나 이와 같은 공중화장실 관리인의 위생교육의 중요성에도 불구하고 현실적으로는 공중화장실관리인 위생교육이 교육 기관과 시설 등의 부재와 교재, 프로그램 등의 교육 소프트웨어 등의 준비 부족으로 교육과목 중 환경위생교육에 해당하는 청소부문을 제외하고는 공공중화장실 관리인의 위생교육은 정상적으로 실시되지 못하고 있는 실정이다.

2) 위생교육의 필요성

공중화장실은 사회생활을 영위하는 사람의 생리적 현상을 사람의 품위를 유지하면서 위생적이고 쾌적하며 안전하게 처리해야 하는 장소이기 때문에 공중화장실은 전문가에 의하여 체계적으로 관리해야 한다. 따라서 공중화장실 전문가 양성을 위하여 공중화장실관리인 위생교육은 매우 필요한 교육이다. 공중화장실 관리인 위생교육의 구체적인 필요성은 다음과 같다.

① 공중화장실 관리인 교육은 관리인의 공중화장실 운영관리를 위한 운영관리 능력 제고를 위하여 필요하다.

② 공중화장실 관리인 교육은 공중화장실 시설관리를 위한 기술과 지식 습득을 위하여 필요하다.

③ 공중화장실 관리인 교육은 공중화장실 환경위생관리를 위한 기술과 지식 습득을 위하여 필요하다.

④ 공중화장실 관리인 교육은 공중화장실 안전관리를 위한 기술과 지식 습득을 위하여 필요하다.

2 위생교육의 정의

공중화장실법에서 말하는 공중화장실 관리인 위생교육이라 함은 공중화장실 관리를 책임지고 운영해야 하는 관리인을 대상으로 실시하는 의무교육으로서 공중화장실의 환경을 정비하여 공중화장실 이용자의 건강을 유지 증진시키는데 필요한 공중화장실 시설관리와 공중화장실법령 해설과 운용, 공중화장실 관리인의 자격기준과 역할 그리고 수질오염관리, 청소, 소독 등 환경위생관리 교육을 말한다.

3 위생교육의 목적

공중화장실 관리인에게 위생교육을 실시하는 목적은 공중화장실은 불특정 다수가 생리적 배설물을 처리하는 장소임으로 매우 오염되기 쉬운 환경인 데다가 오물로 인한 병균, 바이러스, 박테리아 등이 서식하기 쉬운 환경이기 때문에 자칫 잘못 관리하는 경우, 공중화장실 이용자의 건강 유지는 고사하고 이용자의 건강에 문제가 발생할 수 있기 때문에 위생교육을 통하여 공중화장실관리를 전문화할 필요가 있다. 따라서 공중화장실 관리인의 위생교육 실시 목적은 공중화장실 관리를 책임지고 있는 공중화장실 관리인을 공중화장실관리의 전문화하는데 목적이 있다.

4 위생교육의 내용 및 법적 근거

공중화장실 관리인 위생교육은 법정 의무교육이다. 따라서 공중화장실 관리인 위생교육은 공중화장실법령과 지방자치단체 의회의 조례 및 위생교육 지침에 따라 실시되고 있다. 공중화장실 관리인 위생교육을 법적으로 뒷받침하고 있는 법적 근거는 다음과 같다.

① 공중화장실 등에 관한 법률 제8조에서 공중화장실이 설치된 장소 또는 시설을 소유 관리하는 자는 행정안전부령이 정하는 바에 따라 공중화장실을 관리하는 사람(이하 공중화장실 관리인)을 지정하여 관리하도록 규정하고 있다.
② 공중화장실법 시행령 제 7조 제1항에서 공중화장실 관리인을 두어 위생적

으로 관리하고 입구에 관리인의 연락처를 게시하도록 규정하고 있다.

③ 공중화장실법 시행규칙 제5조 제1항에서 공중화장실법 제8조 제1항에 따라 공중화장실이 설치된 장소 또는 시설의 소유 관리하는 자는 위생 및 시설 관리, 수질오염예방 등에 관한 교육(이하 위생교육)을 받은 사람을 공중화장실 관리인으로 지정하여야 한다.

또한 동 규칙 제5조제2항에서 제1항의 규정에도 불구하고 공중화장실이 설치된 장소 또는 시설의 소유 관리하는 자는 공중화장실 관리인으로 지정한 사람에 대하여 10일 이내에 위생교육을 받도록 하는 경우에는 위생교육을 받지 않은 사람을 공중화장실 관리인으로 지정할 수 있다.

또한 동 시행규칙 제5조 제3항에서 위생교육의 내용 및 방법, 그 밖에 위생교육에 필요한 사항은 행정안전부장관이 정하여 고시할 수 있다(공중화장실 관리인 위생교육 지침으로 고시되었음).

그리고 동 시행규칙 제6조에서 시장, 군수, 구청장은 조례로 정하는바에 따라 제5조에 따른 공중화장실관리인을 3년마다 1회 이상 공중화장실관리에 필요한 교육을 실시해야 한다. 다만, 시장, 군수, 구청장은 공중화장실의 위생적 관리를 위하여 특별히 필요하다고 인정하면 교육을 실시할 수 있다.

④ 서울특별시 강남구 공중화장실 등의 설치 및 관리조례 제7조에서 구청장은 공중화장실 등에 관한 법률 시행규칙 제6조에 따라 공중화장실 관리인(이하 관리인)에 대한 교육을 효율적으로 실시하기 위하여 연간 교육 계획을 수립하고 교육을 실시해야 한다. 구청장이 관리인에 대한 교육실시가 어려울 경우에는 화장실 관련 전문단체와 연계하여 실시할 수 있다.

⑤ 행전안전부에서는 공중화장실 관리인 위생교육 지침을 고시하고 다음과 같이 공중화장실 관리인 교육을 고시하고 있다.

공중화장실 관리인 위생교육(시행규칙 제5조와 제6조 및 공중화장실관리인 위생교육에 관한 지침(행정안전부 고시 제2018-80호)에서는 위생교육의 내용과 교육 방법, 그 밖에 필요한 사항을 정하여 고시하고 있다.

동 고시에 따르면 교육의 내용은 공중화장실 제도에 관한 일반사항으로서 공중화장실법령의 해설과 운용, 관리인의 자격기준과 역할 그리고 공중화장실 시설관리, 수질오염예방 등 위생관리, 기타 공중화장실 유지 · 관리와 관련하여 필요한 사항 등으로 규정하고 있다.

시장, 군수, 구청장은 효율적인 공중화장실 관리를 위하여 위생교육 계획을 수립해야 하고 매 3년마다 1회 이상 공중화장실관리에 관한 교육을 실시하여야 하며 필요하다고 인정하면 교육을 실시할 수 있다. 또한 화장실관련 단체와 연계하여 교육을 위탁 실시할 수 있다. 행정안전부령으로 고시한 관리인 위생교육의 구체적인 내용은 다음과 같다.

① 교육 내용 : 시장·군수·구청장은 다음 각 호의 내용을 중심으로 위생교육을 실시하여야 한다.
  ㉠ 공중화장실 제도에 관한 일반사항
    • 공중화장실 법령의 해설과 운용
    • 관리인 자격기준과 역할
  ㉡ 시설관리, 수질오염예방 등 위생교육에 관한 사항
  ㉢ 기타 공중화장실 유지·관리와 관련하여 필요한 사항
② 교육 방법
  ㉠ 시장, 군수, 구청장은 공중화장실 관리인의 편의를 위하여 온라인을 실시 하되 필요시 오프라인 교육을 할 수 있다.
  ㉡ 제1항 후단에 따라 오프라인 교육을 실시하는 경우 강사는 관계공무원, 공중화장실 관련단체 및 전문가 등으로 구성하여야 한다.
  ㉢ 제1항에 따라 위생교육을 실시하는 경우 피교육인이 온라인 교육자료를 시청하거나 오프라인 교육을 수강한 것을 위생교육을 받은 것으로 본다.
③ 교육자료 : 행정안전부 장관 또는 지방자치단체의장은 제2조의 내용이 포함된 온라인 또는 오프라인 교육 자료를 제작하여 피교육자에게 배부할 수 있다.
④ 시장, 군수, 구청장이 직접 교육을 실시하거나 화장실 관련단체와 연계하여 위탁교육을 실시할 수 있다.

Chapter

02 공중화장실의 문화적 이해

제1절 공중화장실의 개념

1 공중화장실의 의미

공중화장실관리 개념을 이해하기 위해서는 공중화장실관리 개념의 중심용어인 화장실에 대하여 그 의미와 중요성을 살펴 이해할 필요가 있다. 화장실의 사전적 의미는 변소를 가리키는 말로서 대소변을 볼 수 있도록 만들어 놓은 곳을 말하며 뒷간, 측간, 해우소로도 불리어 지고 있다[1].

또한 화장실은 화장품을 얼굴에 바르거나 얼굴을 매만지는데 필요한 시설과 도구를 갖춘 방을 말한다. 서양에서는 화장실을 일반적으로 Toilet, Water closet(W.C)으로 호칭하고 있으며 수세식 화장실을 Water closet(W.C)로 부르고 있다. 이 밖에도 Water closet(W.C), Toilet, Lavatory 용어의 의미를 피하기 위하여 욕실과 변소로 함께 사용하는 Bathroom, Washroom으로 호칭하기도 한다.

또한 호텔의 화장실을 Restroom으로 호칭하고 있으며, 남성용 화장실 및 여성용 화장실을 Men's room, Ladie's room, Gentlemen, Ladies 등으로 호칭하고 있다. Men's room, Ladie's room, Gentlemen, Ladies 남성용 여성용 화장실용어는 화장실안내 게시물 용어로도 사용되고 있다.

또한 화장실은 정방(淨房), 북수간, 변소(便所), 측간(側間), 뒷간, 해우소 등으로 불리어져 왔다.[2] 화장실의 유사명칭에는 앞에서 논의한 화장실 명칭 외에

1) 뒷간은 화상실의 경상도 지방 시투리이고 측간은 전라도 지방 사투리이며 해우소는 불교 절간의 화장실을 의미한다.

정방, 청측, 측실, 측청, 혼측, 회치장, 변방, 정랑 등이 있으며, 화장실의 종류에는 크게 개인 화장실(Private Toilet)과 공중 화장실(Public Toilet) 두 가지 종류로 분류할 수 있다.

개인 화장실은 사적인 공간으로서 주택 또는 객실의 화장실을 말하며, 공중화장실은 불특정 다수의 공중이 이용하는 화장실을 말하는 것으로 이에는 철도역 공중화장실, 지하철역 공중화장실, 고속도로 휴게소 화장실 등과 같이 공중이 제한 없이 전면적으로 이용할 수 있는 일반 공중화장실(General Public Toilet)과 학교나 연구소 공중화장실, 기숙사 화장실 등과 같이 제한된 공중이 이용할 수 있는 공중화장실(Semio- Public Toilet) 등 두 종류의 공중화장실 종류가 있다.[3)]

공중화장실법에서는 공중화장실 개념을 공중이 이용하도록 국가, 지방자치단체, 법인 또는 개인이 설치하는 화장실을 공중화장실로 정의하고 있다(공중화장실법 제2조 제1항).

공중화장실의 주무부처는 행정안전부(생활안전정책과)로서 공중화장실 정책을 담당하고 있으며 지방자치단체 시군구에서는 청소행정과(청소행정팀)이 공중화장실 관리 및 감독책임을 지고 있다.

공중화장실은 불특정 다수가 이용하는 장소이므로 체계적이고 위생적인 관리가 필요하다. 왜냐 하면, 공중화장실은 공중이 생리욕구 현상을 위생적으로 청결하며 쾌적하고 편리하게 처리하기 위한 장소이기 때문이다. 따라서 공중화장실 관리인은 이용자가 개인적인 생리적인 문제를 적절하게 처리할 수 있도록 하기 위하여 공중화장실의 시설을 정기적으로 점검, 보수, 유지하고 청소와 방역소독을 공중화장실법의 관리기준에 따라 일상적으로 실시하여야 하며 이를 통하여 양질의 공중화장실의 시설관리 서비스와 환경위생관리 서비스 및 안전관리 서비스를 생산하고 이를 공중화장실 이용자에게 실시간 제공하여야 한다.

---

2) 정방은 몸속을 깨끗하게 하는 공간을 의미하고 측간은 옆에 있는 공간을 말한다. 북수간은 뒷물을 하는 공간을 말하고 측간은 옆에 있는 공간을 의미한다. 해우소는 생리적인 걱정뿐만 아니라 마음의 근심가지 해결하는 공간으로 해석되고 있다.

3) 이은주(2016), 공중화장실 개선요소가 이용자 만족에 미치는 영향 연구, p. 7

이를 통하여 이용자에게 공중화장실 이용에 필요한 위생상의 편의와 복지증진에 이바지하도록 노력해야 한다.

2 공중화장실의 범위

앞에서 논의한 바와 같이 공중화장실은 공중화장실법에 따라 국가, 지방자치 단체, 법인 또는 개인이 공중이 이용하도록 장소와 시설의 소유자가 설치한 화장실을 말한다. 또한 공중화장실법에서 정하고 있는 공중화장실은 공중이 이용할 수 있는 화장실을 말하는 것으로 개방화장실, 이동화장실, 간이 화장실, 유료 화장실을 제외한 화장실만을 말한다.

따라서 공중화장실은 국가, 지방자치 단체, 법인 또는 개인이 공중이 이용하도록 공중화장실법에 따라 설치한 화장실만을 의미한다. 공중화장실법제3조에서 규정하고 있는 공중화장실의 범위에는 27개 유형이 있으며 구체적인 공중화실의 범위는 다음과 같다.

〈표 1〉 공중화장실의 범위

공중화장실의 범위
(1) 자연공업법의 자연공원 화장실
(2) 관광진흥법의 관광지, 관광단지 화장실
(3) 여객자동차 운수사업법의 여객자동차 터미널 화장실
(4) 유통산업발전법의 대규모 점포, 임시시장, 상점가, 전문상가단지 화장실
(5) 도시공원 및 녹지 등에 관한 법률의 도시공원 화장실
(6) 도로법의 휴게소 화장실

(7) 철도산업발전 기본법의 역시설 화장실
(8) 도시철도법의 역사 및 역시설 화장실
(9) 항만법의 항만 여객이용시설 화장실
(10) 유선 및 도선사업법의 유선장 및 도선장 화장실
(11) 석유 및 석유 대체연료 사업법의 주유소 화장실
(12) 액화석유가스의 안전관리 및 사업법의 충전소 화장실
(13) 체육시설의 안전관리 및 사업법의 체육시설 화장실
(14) 공항시설법의 공항시설 화장실
(15) 공연법의 공연장 화장실
(16) 국가 또는 지방자치단체가 설치한 공용 또는 공공용시설로서 대통령령이 정하는 시설의 화장실
① 국가 및 지방자치단체의 청사와 그 부대시설의 화장실
② 문화 및 집회시설(전시장, 동 식물원)의 화장실
③ 의료시설(병원, 격리 병원)의 화장실
④ 교육연구시설(학교, 교육원, 연구소, 도서관)의 화장실
⑤ 노유자시설(사회복지시설, 노 유자 복지시설)의 화장실
⑥ 수련시설(생활권 수련시설, 자연권 수련시설)의 화장실
⑦ 묘지관련 시설(화장시설, 봉안당, 묘지와 자연장지에 부수되는 건축물)의 화장실
⑧ 장례시설(장례식장)의 화장실
⑨ 건축법 별표1의 1종 근린생활시설, 2종 근린생활시설, 업무시설 중 바닥면적의 합이 2천 제곱미터 이상인 건축물의 화장실(다만 오피스텔의 경우 사무구획에 해당되는 부분의 바닥면적은 바닥면적의 합산대상에서 제외한다.)
⑩ 문화 및 집회시설, 의료시설, 교육연구시설, 노유자시설, 수련시설은 시설로 사용되는 부분의 바닥면적의 합이 1천 제곱미터 이상인 건축물의 화장실
(17) 그 밖에 많은 사람이 이용하는 법인 또는 개인소유의 시설로서 대통령령이 정하는 규모 이상의 시설 화장실

① 건축법 별표1의 1종 근린생활시설, 2종 근린생활시설, 업무시설 중 바닥면적의 합이 2천 제곱미터 이상인 건축물의 화장실(다만, 오피스텔의 경우 사무구획에 해당되는 부분의 바닥면적은 바닥면적의 합산대상에서 제외한다.)

② 문화 및 집회시설, 의료시설, 교육연구시설, 노유자시설, 수련시설은 시설로 사용되는 부분의 바닥면적의 합이 1천 제곱미터 이상인 건축물의 화장실

3 공중화장실 설치의 목적

국가, 지방자치 단체, 법인 또는 개인이 공중화장실을 설치하는 목적에는 1차적 목적과 2차적 목적이 있다. 공중화장실 설치의 1차적 목적은 공중화장실을 이용하는 사람들에게 위생상의 편의와 복지를 제공 하는데 있다.

이와 같은 공중화장실 설치의 1차적 목적은 공중화장실 설치를 통하여 공중위생상의 환경질서와 인간의 존엄과 품위를 유지하면서 사회생활을 영위하도록 지원하고 인간의 가장 기본요소인 배설의 생리적 욕구(Physiological Needs)를 인간다운 품위를 지키면서 처리할 수 있도록 역할을 담당한다. 이와 같은 관점에서 공중화장실은 생리적인 욕구처리의 장소를 넘어 문화 공간이자 편의 공간으로서 휴식과 독서의 장으로서도 활용되고 있어 점차적으로 화장실 문화 환경으로의 변화가 필요해 보인다. 또한 공중화장실 설치의 2차적 목적은 공중화장실을 청결하고 위생적이며 쾌적하고 안전하게 이용할 수 있도록 공중화장실 환경과 분위기를 조성하여 한 나라 국민들의 공중화장실 사회문화 수준을 표상하고 한 도시의 이미지를 조성하여 종국적으로 사회생활 문화수준과 선진국가의 이미지를 제고하고 인프라를 구축하여 나라의 품격을 제고하는데 있다.

그러므로 국가와 지방 자치 단체, 법인 또는 개인 등 공중화장실 설치 및 운영자는 공중화장실 설치의 1차적 목적 외에 2차적 목적의 달성을 위하여 공중화장실법에서 정하고 있는 기본시설과 편의시설 및 기타 부대시설을 설치하고 관리기준에 적합하게 관리해야 한다.

4 공중화장실의 사회문화적 가치와 기능

공중이 제한 없이 이용할 수 있는 일반 공중화장실은 개별 화장실과는 달리 사회 문화적 가치와 특별한 기능을 담당하고 있다 이를 설명하면 다음과 같다.

1) 사회문화적 가치

공중화장실이 지니고 있는 사회문화적 가치란 사회문화적 의의나 중요성(가치)을 말하는 것으로 이에는 협의의 사회문화적 가치와 광의의 사회문화적 가치 등 두 종류의 사회문화적 가치 등이 있다.

공중화장실의 협의의 사회문화적 가치란 쾌적하고 위생적이며 편리하고 안전한 공중화장실 생활공간을 조성하여 인간의 사회생활에서 이루어지는 인간의 삶과 생활과 일의 영위과정에서 필연적으로 발생하는 배설의 생리적 욕구를 인간다운 품위를 유지한 가운데 은밀하게 위생적이고 쾌적하며 편리하고 안전하게 처리할 수 있도록 장소와 시설을 제공하여 이용자의 위생상의 편의와 복지증진에 이바지하는 가치를 말한다.

광의의 공중화장실의 사회문화적 가치는 깨끗하고 청결하며 위생적인 공중화장실환경 조성을 통하여 공중화장실의 사회문화적 가치를 창출하고 나라의 품격을 높이며 위치하고 있는 도시와 부속하고 있는 건물이나 시설의 이미지를 제고하는데 있다. 공중화장실은 그 나라의 문화 수준을 가름 하는 척도로서 설비측면에서 그 나라의 건축 기술 수준과 장애인, 어린이, 노약자, 임산부 등 약자를 배려하는 인간애와 가치관을 보여주고 있다 시대와 사회가 발전함에 따라 공중화장실은 배설의 생리적 요구를 충족하는 장소를 넘어 문화 공간이자 독서와 휴식의 공간으로서 그리고 하나의 편의 시설로서 그 가치를 인정받고 있다.

또한 공중화장실 관리 상태가 공중화장실의 문화 수준을 평가하는 척도이고 국가의 이미지를 제고하고 판단하는 바로메타가 되기 때문에 공중화장실은 개인적으로나 국가 및 도시, 공중화장실을 부속한 건축물이나 시설의 얼굴로서 대단한 의미와 중요성을 가지고 있다.

2) 공중화장실의 사회적 기능

공중화장실의 사회적 기능이라 함은 공중화장실의 사회적 작용이나 활용을 의미한다. 공중화장실의 사회적 기능은 대체로 다음과 같이 이해되고 있다.

① 공중화장실은 불특정 다수에게 생리적 욕구인 대소변 및 생리적 위생처리를 을 위생적으로 처리 할 수 있도록 장소와 시설을 제공하여 사회적 질서 유지와 위생상의 환경문제를 해결한다.

② 공중화장실은 관리 정도에 따라 화장실 문화를 창출하고 그 나라 국가의 품격을 높이기도 하며 표상하기도 한다. 또한 공중화장실은 한 도시의 얼굴의 역할을 수행하기도 하고 이미지 평가의 바로메타가 된다. 뿐만 아니라 공중화장실은 그 나라 사회의 문화 수준을 가름 하는 문화수준의 척도로 기능하고 작용한다.

③ 공중화장실은 사회 문화의 利器(이기)로 기능하고 편의 시설 및 위생시설이지 문화 시설 또는 휴게시설로서 기능한다.

④ 공중화장실은 부속한 건축물이나 시설의 사용도 및 이용도를 높이고 전체 건축물 및 시설의 사용 용도를 지원하고 가치를 제고하게 한다.

⑤ 공중화장실은 위생적인 욕구 해결을 통하여 인간의 삶과 생활과 일의 지속

적인 영위와 생산성 향상을 지원한다.

⑥ 공중화장실은 대소변 및 생리적 위생적 처리를 통하여 인간의 건강 유지와 생명활동이 가능하도록 지원한다.

5 공중화장실과 부속건축물 또는 시설 간의 상관관계

공중화장실은 독립적으로 건축하여 존재하는 화장실 외에는 주로 특정 건축물이나 시설에 부속하여 존재하면서 건축물이나 시설의 사용 용도를 지원하는 기능을 담당하고 있다. 따라서 공중화장실은 건축공학적으로 공중화장실이 속한 건축물이나 시설의 사용자와 이용자의 생리적 현상을 위생적으로 처리하는 기능을 담당하고 있어 부속한 건축물이나 시설의 용도에 따른 사용과 수익활동을 지원하고 있다.

다시 말하면, 화장실이 속한 건축물이나 시설의 주된 용도대로 사용 수익활동을 생리적 위생처리와 화장처리를 통하여 사용할 수 있도록 지원하여 건축물이나 시설의 사용가치와 수익 가치를 창출하고 있다.

또한 공중화장실을 부속하고 있는 건축물이나 시설에는 관리주체와 종사자가 부속한 화장실은 전체 건축물관리 차원의 계획과 비용 및 노력으로 종합관리하기 때문에 공중화장실의 이용자의 요구에 부합하는 시설관리 서비스와 환경위생관리 서비스, 그리고 안전관리 서비스가 생산 제공 된다.

그러므로 주된 건축물이나 시설의 사용가치와 수익 가치 유지 및 제고를 위해서는 반드시 사람의 생리현상의 위생처리 공간과 기능이 필요하기 때문에 공중화장실은 주된 건물이나 시설의 용도를 완성시키는 역할을 담당하고 있으며, 공중화장실을 부속한 건축물이나 시설에서는 전체적으로 건축물이나 시설물의 관리를 통하여 공중화장실 이용자의 욕구를 충족하기 위한 서비스를 생산제공하고 있다. 따라서 주된 건축물이나 시설과 화장실 상호간에는 매우 밀접한 상관관계가 성립된다고 볼 수 있다.

건축물이나 시설은 인간의 사용목적과 수익 목적 및 처분 목적으로 기획되고 설계되며 시공하여 인간의 삶과 생활과 일의 기반으로서 29가지 용도로 사용되고 있다. 이와 같이 건축물이 29개 용도로 사용될 때 공중화장실은 주된 건물의 사용용도와 수익용도를 지원하는 필수적인 부속시설의 용도를 담당하고 있다.

건축물은 앞에서 논의한 바와 같이 건축의 목적대로 사용 수익하기 위해서는 업무 공간, 이동 공간, 전기기계설비 공간, 저수 및 배수 공간, 위생처리 공간, 관리 공간, 업무 공간, 현관 로비 공간 등이 필요하며 화장실은 업무나 생활을 영위하는 사람의 위생처리 공간으로서 주된 건축물과 화장실은 상호 영향을 주고받는 밀접한 상관관계를 가지고 있다.

그러므로 화장실은 부속한 건축물이나 시설의 사용과 수익활동을 지원하고 공중화장실을 부속한 건축물이나 시설의 용도를 완성하게 하는 매우 중요한 영향을 주고받고 있다.

6 공중화장실의 요구환경과 필요조건

공중화장실 이용자의 화장실 이용에 있어서 불편과 불만을 방지하고 쾌적하고 위생적이며 안전하고 편리하게 공중화장실 이용을 보장하기 위해서는 다음과 같은 편리하고 쾌적한 환경, 청결하고 위생적인 환경, 안전한 환경 등을 조성되어야 하고 환경별 필요조건을 언제나 충족하고 있어야 한다. 공중화장실 이용에 요구되는 공중화장실 요구환경과 환경별 필요조건은 다음과 같다.

〈표 2〉 공중화장실의 요구환경과 필요조건

(1) 편리하고 쾌적한 환경
공중화장실 이용에 필요한 첫 번째 환경은 편리하고 쾌적한 환경이다. 공중화장실 이용자가 공중화장실 이용에 있어서 공중화장실 환경이 주관적으로 몸과 마음에 맞아 기분이 좋은 상태를 의미하는 쾌적과 화장실 이용에 있어서 이용하기 편리하고 이용하기가 쉬운 뜻의 편리는 공중화장실 시설관리를 통하여 제공하는 시설관리를 통하여 이루어지며 편리하고 쾌적한 환경을 유지하기 위해서는 다음과 같은 필요조건이 요구된다. ① 화장실 시설물은 고장이 없어야 하고 고장 난 경우에는 원상 복구하여 화장실 시설물은 언제나 기능과 성능이 정상적으로 유지되어야 한다. ② 대변기와 소변기 및 세면대의 수가 이용자의 수에 비하여 충분해야 한다(대기시간이 없어야 한다). ③ 화장실 입구에 공중화장실의 안내 표지(화장실 안내 국제표준 표시규격 적용)가 부착되어 있어야 하고 화장실 칸막이 출입문에 남녀 화장실 구분 표지가 부착되어 있어야 하고 사용 여부를 알리는 표시장치가 부착되어 있어야 한다. ④ 화장실 이용에 필요한 비누, 화장지, 1회용 휴지, 비품등이 비치되어 있어야 한다. ⑤ 장애인, 노인, 임산부, 영 유아 등이 불편 없이 대소변을 해결할 수 있는 시설이 갖추어져야 한다. ⑥ 정기적인 점검과 보수가 이루어 져야 한다. ⑦ 도장(도색, 페인트 작업)은 연1회 이상 실시해야 한다. ⑧ 수시로 점검하고 고장 난 부분과 훼손된 부분은 원상복구하고 정비 보수해야 한다. ⑨ 관리카드를 비치하고 공중화장실 현황과 관리 현황을 기록하고 유지해야 한다.

⑩ 화장실 안내 표지판은 잘 보이는 곳에 게시해야 한다.

⑪ 대변기 칸막이 안에는 휴지통을 두지 말 것, 다만, 장애인 노인, 임산부 등이 사용할 수 있는 변기가 설치되어 있거나 영유아용 기저귀 교환대가 설치되어 있는 경우에는 쓰레기통을 둘 수 있다.

⑫ 여성용 대변기 칸막이 안에는 위생용품 수검함을 두어야 한다.

⑬ 공중화장실 시설물을 정기적으로 점검하고 유지 보수한다.

⑭ 화장실 이용을 위하여 비치되는 비치 물(비누, 화장지 등)을 항상 비치하고 수시로 점검하여 부족 시 보충해야 한다.

⑮ 대통령령으로 정하는 일정 규모 이상의 공중화장실 등에 설치된 세면대 사용한 물은 중수처리과정을 거쳐 다시 사용할 수 있다. 이 경우 수도법 및 하수도법에서 정하고 있는 수질 기준에 맞도록 관리한다.

⑯ 구청장은 공중화장실 관리인을 시행규칙 제6조에 따라 연간 교육 계획을 수립하고 교육을 실시해야 한다. 직접 실시하기 어려운 경우에는 화장실 전문단체와 연계하여 교육을 실시해야 한다(강남구 화장실 관리 조례 제7조).

⑰ 공중화장실 관리자는 이용자의 편의를 도모하기 위하여 화장지(또는 화장지 자동판매기 설치), 세정제, 방향제, 탈취제 및 소독 약품을 비치해야 한다. 다만, 지역 여건상 비치가 곤란할 경우에는 예외로 할 수 있다(조례 제8조).

⑱ 공중화장실의 효율적인 유지, 관리를 위하여 필요한 경우에는 시설을 관리하는 그 업무의 일부 또는 전부를 시설을 관리할 수 있는 자에게 위탁할 수 있으며 수탁자에게 예산이 허용하는 범위 내에서 유지, 관리비용을 보조할 수 있다(강남구 공중화장실 조례 제6조).

⑲ 수시로 시설을 점검(중랑구 조례/월 1회 이상 수시로 점검)하여 파손, 훼손된 시설은 즉시 정비하고 도색이 필요한 경우에는 연1회 이상 도색하여야 한다(조례 제9조).

⑳ 공중화장실을 설치, 관리하는 자는 관리대장(별지 1호 서식)을 비치하여야 하며 시설의 유지관리 상황과 정비 상황 등을 기록하여야 한다(강남구 조례 제10조).

㉑ 남성용 화장실 여성용 화장실에는 기저귀 교환대가 설치되어 있어야 하고 여성용 화장실에는 위생 처리물 보관함이 준비되어 있어야 한다.
㉒ 남녀 화장실 대 소변기는 수세식으로 설치되어야 한다.
㉓ 공중화장실 관리인은 공중화장실을 위생적으로 관리해야 하고 화장실 입구에 관리인의 연락처를 게시해야 한다.
㉔ 수시로 시설을 점검(중량구 조례/월 1회 이상 수시로 점검)하여 파손, 훼손된 시설은 즉시 정비하고 도색이 필요한 경우에는 연1회 이상 도색하여야 한다(조례 제9조).
㉕ 대통령령으로 정하는 일정 규모 이상의 공중화장실 등에 설치된 세면대 사용한 물은 중수처리과정을 거쳐 다시 사용할 수 있다. 이 경우 수도법 및 하수도법에서 정하고 있는 수질 기준에 맞도록 관리한다.

(2) 청결하고 위생적인 환경

청결하고 위생적인 환경이란 지저분한 것을 없애어 맑고 깨끗함의 청결과 건강의유지 증진을 위하여 질병의 예방이나 치료에 힘쓰는 위생을 위한 환경으로서 이는 공중화장실 환경위생관리를 제공되며 공중화장실이 청결하고 위생적인 환경 유지를 위해서는 다음과 같은 필요조건이 요구된다.

① 일일 3회 이상 청소를 실시해야 한다.
② 4월과 9월 사이에는 주 3회 이상 소독을 실시하고 10월부터 다음해 3월까지는 주1회 이상 소독을 실시해야 한다.
③ 정기적인 소독 방역 활동을 통하여 파리, 모기 등 해충이 없어야 한다.
④ 대소변의 처리가 위생적으로 신속하게 처리되어야 한다.
⑤ 장애인, 노인, 임산부, 영 유아 등의 대소변 위생처리에 문제가 없어야 한다.
⑥ 실내 공기 질 검사를 관련법에 따라 정기적으로 실시하고 검사필증을 일정기간 보관해야 한다.
⑦ 청소 후 발생하는 강 알카리성 폐수는 환경법에 따라 물로 희석하여

위생적으로 처리해야 한다.

⑧ 화장실 내외 화장실 시설물이 정리 정돈 되어야 있어야 한다.
⑨ 화장실 내 외부에 낙서가 없어야 하고 광고물 부착 사례가 없어야 한다.
⑩ 실내 공기가 청정해야 한다.
⑪ 심한 소음이 없어야 하고 악취가 나지 않아야 한다.
⑫ 적당한 온도와 습도 및 조도가 적정하게 유지되어야 한다.
⑬ 환기가 잘 이루어져야하고 실내 공기가 깨끗해야 한다.
⑭ 청결상태가 항상 유지되어야 한다.
⑮ 악취, 담배 냄새 등이 없어야 한다.
⑯ 실내 공기 질 검사를 관련법에 따라 매월 정기적으로 실시해야 한다.
⑰ 공중화장실은 항상 깨끗하고 쾌적하며 위생적이고 청결하게 유지해야 한다.
⑱ 공중화장실 내외를 금연 구역으로 지정하고 흡연을 통제해야 한다.
⑲ 배수구 등의 부식을 방지하기 위하여 소독을 실시해야 한다.
⑳ 청소 또는 보수를 위하여 남성 관리인이 여성화장실을, 여성 관리인이 남성 화장실을 출입하는 경우에는 화장실 입구에 청소 또는 보수 중임을 알리는 안내표지판을 두어 이용자가 알 수 있도록 해야 한다.
㉑ 화장실 주변의 청결을 위해 특별자치시, 특별자치도, 시군구구의 조례로 정하는 사항을 이행하여야 한다.
㉒ 정기적으로 온습도 및 조도를 점검하고 개선해야 한다.
㉓ 정기적으로 공중화장실내의 실내 공기 질을 점검하고 개선해야 한다.
㉔ 정기적으로 이용자의 만족도를 조사하고 개선해야 한다.
㉕ 이용자의 불만 불편 사항을 접수하고 처리해야 한다.
㉖ 화장실 이용을 위하여 필은 깨끗해야 하고 배수가 잘 이루어 져야 한다.
㉗ 공중화장실 관리자는 이용자의 편의를 도모하기 위하여 화장지(또는 화장지 자동판매기 설치), 세정제, 방향제, 탈취제 및 소독 약품을 비치해야 한다. 다만, 지역 여건상 비치가 곤란할 경우에는 예외로 할 수 있다(강남구 조례 제8조).

(3) 안전한 환경

안전한 환경은 위험이 없는 환경을 말하며 재산상 또는 신체 건강상 피해가 없는 상태를 말한다. 이와 같은 공중화장실의 안전한 환경은 공중화장실 안전관리를 통하여 이루어지는 것으로 다음과 같은 필요조건을 충족해야만 안전한 환경이 유지될 수 있다.

① 몰래카메라 설치 등을 통하여 성범죄, 도난, 화재 예방 관리가 정상적으로 이루어 져야 하고 화장실 이용 질서가 유지되어야 한다.
② 공중화장실 관리자는 정기적 순찰과 수시 순찰을 실시하고 순찰 결과를 기록 유지해야 한다.
③ 화장실 이용 시 넘어지거나 다치지 않도록 하기 위하여 바닥에 물기나 결빙을 제거 또는 방지해야 한다.
④ 관리 책임자의 성명과 연락처 등이 적혀 있는 명패가 화장실 입구에 부착되어 있어야 하고 문제 발생 시 언제나 연락할 수 있어야 한다.
⑤ 남녀 화장실에는 4면의 칸막이가 설치되어 있어야 하고 남성용 소변기에는 프라이버시가 지켜질 수 있도록 좌·우 칸막이가 설치되어야 한다.
⑥ 공중화장실 관리 주체는 안전사고 발생 시 발생할 수 있는 손해보상에 대비하여 화장실 영업 책임 보험이나 손해보험 등에 가입해 있어야 한다.
⑦ 화장실 이용자에게 화장실 이용 시 유의할 안전수칙이나 주의 사항을 화장실 입구에 게시해야 한다.
⑧ 수시 또는 정기적으로 도난, 화재, 성범죄, 질서 문란 등을 예방하기 위하여 순찰을 실시하고 개선한다.

제2절 공중화장실관리 개념의 논의

1 공중화장실관리의 의의

공중화장실 이용자가 생리적 욕구를 처리하기 위하여 불가피하게 이용하는 공중화장실은 편리하고 쾌적한 환경과 청결하고 위생적인 환경 및 안전한 환경이 조성 되어야한다.

왜냐하면 공중화장실 설치 목적인 위생상의 편의 제공과 복지 증진을 도모해 주어야하기 때문이다. 특히 쾌적하고 편리하며 위생적이고 안전하게 생리적 욕구를 충족하기 위해서는 청결한 청소 상태와 위생관리 상태, 시설물의 양호한 유지관리, 소모품의 적절한 배치 및 보충, 냄새관리, 양호한 급수 및 배수, 질서 및 안전유지, 적정한 실내조명, 양호한 환경관리, 청정한 실내공기 관리, 대기 시간관리 등 11개 항목 등의 필요적 요소가 요구되기 때문에 공중화장실의 관리가 요구된다.

이 절에서 논의하고자 하는 공중화장실관리라 함은 공중화장실관리 주체가 관리 대상 공중화장실 시설물에 대하여 공중화장실 시설관리와 환경위생관리 및 안전관리 활동을 통하여 공중화장실 시설물의 기능을 보전하고 이용자의 안전과 편의를 높이기 위하여 일상 점검 정비 하며 소상된 부분은 원상 보구하며 시간의 경과와 사용상의 잘못에 의하여 요구되는 보수, 교체 보강 중심의 시설관리활동과 청결과 위생관리 중심의 환경위생관리활동 및 화재, 도난, 성범죄 예방 중심의 안전관리 활동을 말한다.

2 공중화장실관리의 주요 업무

공중화장실 관리의 주요 업무에는 공중화장실을 구성하고 있는 건축 기본 시설 편의 시설 및 기타 부대시설의 유지관리와 영선 중심의 시설관리 업무, 소독 방역 및 청소, 실내공기 질 관리, 조도, 소음, 냄새관리, 수질오염예방 중심의 환경위생관리 업무, 그리고 성범죄 예방, 도난방지, 이용자 피해 보상, 화재 예방 중심의 안전관리 업무 등 세 가지 업무가 존재하고 있다 이를 구체적으로 설명하면 다음과 같다.

공중화장실 시설관리의 주요 업무에는 공중화장실을 구성하고 있는 건축시설과 위생설비 및 전기 기계 설비 등의 점검 보수, 고장 수리 및 정비, 시설과 설비의 기능과 성능의 원상복구 업무 등이 있다.

공중화장실의 환경위생관리의 주요 업무에는 청소와 방역소독 그리고 수질오염예방 그리고 파리, 모기 등 해충을 박멸하고 바이러스, 박테리아, 병원균 침입을 차단하며 예방하여 공중화장실을 위생보건 공간 및 환경 조성업무와 공중화장실 이용에 필요한 온도, 습도, 조도, 소음, 악취와 냄새, 낙서 등을 관리하고 비품의 정리 정돈 등을 통하여 쾌적한 공중화장실 실내 공간을 연출함으로서 이용자가 생리적 현상을 쾌적하게 처리하도록 하는데 필요한 환경위생관리 업무 등이 있다.

공중장실의 안전관리의 주요업무에는 성범죄, 도난사고, 화재 등의 예방, 이용자의 화장실 사건 사고로 인한 피해 보상 등을 체계적으로 관리하여 이용자가 생리적 현상을 안전하게 처리하는 업무 등이 있다.

3 공중화장실관리의 주체

공중화장실 관리주체라 함은 공중화장실 설치 및 운영하는 장소와 시설의 소유권과 관계법령에 의한 관리 권한을 바탕으로 공중화장실 관리권을 가지고 있는 국가, 지방자치단체, 법인 또는 개인을 말한다. 넓은 의미의 관리 주체에는 공중화장실을 설치 운영하는 관리 주체에 의하여 지정된 공중화장실 관리인도 포함된다.

4 공중화장실의 관리 방식

공중화장실법에 의하여 설치 운영되고 있는 공중화장실은 설치하고 있거나 운영을 위탁한 경우를 제외하고는 국가, 지방자치단체, 법인 또는 개인이 자체 운영방식으로 운영하고 있다.

그러나 대부분의 경우에는 시설관리 업체나 청소 업체 또는 개인에게 공중화장실청소 관리 용역을 발주하여 위탁관리방식으로 관리하고 있다.

5 공중화장실의 관리기준

공중화장실법에 의하여 설치 및 운영되고 있는 공중화장실은 쾌적한 환경조성과 국내외 관광객 수용태세 개선 및 국가의 이미지 제고, 그리고 화장실 이용 문화 발전과 이용자의 편의와 위생적인 이용을 위하여 시설물의 유지관리와 청소 소독 등을 전문적으로 실시해야 한다.

공중화장실법과 지방자치단체의 조례 등에서 정하고 있는 법정 공중화장실 관리기준과 건축법, 전기사업법, 환경법 등 건축물 유지관리 관계법령에서 정하고 있는 공중화장실관리 법정관리기준에 따라 관리해야 한다. 관리기준에 관한 내용은 '제3장 공중화장실 기본법령의 해설과 운용' 편을 참고하기 바란다.

제3절 공중화장실관리 서비스 개념의 고찰

1 공중화장실관리 서비스의 의의

공중화장실 설치 및 관리자는 공중화장실을 항상 깨끗하고 위생적으로 유지 관리해야 하며 이용자의 편의를 도모하고 최적의 유지관리 상태를 유지하기 위하여 노력해야 한다(강남구 공중화장실 설치 및 관리조례 제4조) 이를 통하여 주민(이용자)의 위생편의와 복리증진을 도모해 주어야 한다. 이를 위해서는 공중화장실을 전문적으로 관리하여 공중화장실관리 서비스 즉, 양질의 시설관리 서비스와 환경위생관리 서비스 그리고 안전관리 서비스를 창출하고 이를 이용자에게 적절하게 제공하여 공중화장실 이용자로 하여금 공중화장실 이용 편의를 제공받고 복지의 혜택을 누리도록 해주어야 한다. 이와 같이 편의와 복지를 증진하기 위한 공동화장실관리 서비스는 매우 중요한 의의를 가지고 있다.

공중화장실 관리 서비스(Public Toilet Management Service)라 함은 공중화장실 이용자의 생리적 욕구 문제를 쾌적하고 청결하며 위생적으로 처리하는데 필요한 공중화장실 시설관리 서비스와 환경위생관리 서비스 및 안전관리 서비스 등을 말한다.

다시 말하면, 공중화장실관리 서비스란 공중화장실 이용자가 이용자의 생리적인 문제를 해결하기 위하여 제공되는 서비스로서 공중화장실의 관리를 통하여 이용자의 생리적 문제 해결을 쾌적하고 편리하며 위생적으로 해결할 수 있도록 제공하는 관리적 봉사를 말한다.

공중화장실관리 서비스 개념을 정의하기 위해서는 문헌적 접근방법을 통하여 참고 문헌을 살펴 볼 필요가 있다.

서비스(Service)의 사전적 의미는 생산이나 소비에 필요한 노무를 제공함으로 정의하고 있다. 또한 서비스는 보수를 바라지 아니하고 남을 위하여 봉사함으로 해석하고 있다.

경제학에서는 서비스를 용역이라 하고 유형재인 제품과 구별한다. 아담스미스(A. Smith)는 서비스를 비생산적 노동 또는 비물질적 재화로 정의하였다.

미국마켓팅학회(America Marketing Association)에서 주장하는 활동론적 서비스의 개념은 판매목적으로 제공되거나 상품판매에서서 제공되는 모든 활동, 편익, 만족이라 정의하였다. 그 예로 호텔 서비스, 이·미용 서비스, 운송 서비스 등을 들고 있다.

서비스 개념에 대한 속성론적 견해를 가지고 있는 라스멜(Rathmell)은 서비스를 시장에서 판매하는 무형의 상품으로 정의하고 있다. 또한 봉사론적 견해를 가지고 있는 레빗(Levitt)은 서비스를 인간의 인간에 대한 봉사로 정의하고 있다. 그리고 인간관계론적 입장에서 주장하는 서비스의 개념은 고객의 문제를 풀어주는 것으로 정의하고 있다.

이상에서 논의한 서비스 개념에 대한 정의와 견해 및 의미를 바탕으로 공중화장실관리 서비스를 재해석하면 '공중화장관리 서비스(Public Toilet Management

Service)'라 함은 공중화장실 이용자의 생리적 문제를 풀어주기 위한 인간이 인간에 대한 봉사로서 보수를 바라지 아니하고 남을 위하여 필요한 노무를 제공함〉으로 정의할 수 있다.

다시 말하면, 공중화장실 관리 서비스란 공중화장실 이용자가 이용자의 문제를 해결하기 위하여 제공되는 서비스로서 공중화장실의 관리를 통하여 이용자의 문제해결에 쾌적하고 편리하며 위생적으로 해결할 수 있도록 제공하는 관리적 봉사를 말한다.

2 공중화장실관 서비스의 종류와 내용

공중화장실 관리를 통하여 공중화장실 이용자에게 제공되는 공중화장실 관리 서비스의 종류에는 화장실 시설관리 서비스, 공중화장실 환경위생관리 서비스, 공중화장실 안전관리 서비스 등이 있다. 공중화장실관리 서비스의 종류별 내용은 다음과 같다.

1) 공중화장실 시설관리 서비스

공중화장실 시설관리 서비스(Public Toilet Facilities Service)라 함은 공중화장실의 이용목적을 쾌적하고 위생적이며 안전하게 달성할 수 있도록 공중화장실 기본시설물의 유지관리와 편의시설 운영관리를 통하여 제공하는 물적 관리 서비스이다. 이를 구체적으로 설명하면 다음과 같은 시설관리 서비스의 종류가 있다.

① 공중화장실 건축시설 점검 및 보수, 영선 서비스
② 건축설비 점검 및 정비서비스

③ 전열 조명 서비스
④ 급수 및 배수 서비스
⑤ 냉난방 서비스
⑥ 실내공기 정화서비스
⑦ 환기서비스

2) 공중화장실 환경위생관리 서비스

공중화장실 환경위생관리 서비스(Public Toilet Environmental Sanitation Service)라 함은 바이러스 박테리아, 병균이나 건강을 해하는 파리모기 등 해충을 박멸하거 청소를 통한 청결 유지로 공중화장실을 이용하는 사람에게 생명 건강을 보호하는 서비스를 말한다. 또한 공중화장실 환경위생관리 서비스라 함은 화장실을 둘러싸고 있는 오물, 오수, 환경오염을 제거하여 쾌적하게 화장실을 이용하는데 필요한 서비스를 말한다.

공중화장실 환경위생관리를 통하여 제공되는 환경위생관리 서비스의 종류에는 다음과 같은 서비스가 있다.

① 청소서비스
② 방역소독 서비스
③ 수질오염 관리 서비스
④ 대소변 배설물 위생처리 서비스
⑤ 금연관리 서비스
⑥ 소음, 진동, 악취, 냄새 관리 서비스
⑦ 청소 폐수, 오물, 오수, 쓰레기 배출서비스
⑧ 낙서, 광고물 예방서비스
⑨ 화장실 안내 서비스
⑩ 남녀 화장실 표시 및 사용여부 표시 서비스
⑪ 실내공기 질 검사 서비스
⑫ 실내 공기 청정도 관리 서비스

⑬ 화분, 그림 부착 등 화장실 실내 환경미화 서비스
⑭ 비누, 화장지 등 공중화장실 비품(소모품) 제공 서비스
⑮ 이용자 만족도관리 서비스
⑯ 이용자 불편사항 접수 및 처리 서비스

3) 공중화장실 안전관리 서비스

공중화장실 안전관리 서비스(Public Toilet Safety Service)라 함은 안전하게 공중화장실을 이용하는 데 필요한 서비스를 말한다. 공중화장실 안전관리 서비스에는 다음과 같은 서비스의 종류가 있다.

① 경비 순찰 서비스
② 몰래카메라 설치 점검 및 성범죄 예방 서비스
③ 화장실 내 질서유지 서비스
④ 이용자 피해 손실 보상 서비스
⑤ 민원 접수 및 처리 서비스
⑥ 화재, 도난 방지 서비스
⑦ 사건 사고 위험관리 서비스
⑧ 공중화장실 안내서비스

3 공중화장실관리 서비스의 특성

공중화장실 관리 서비스는 공중화장실 이용자가 공중화장실 이용에 반드시 필요한 서비스로서 다음과 같은 특성을 가지고 있다.

1) 무형성 서비스(Intangibility Service)

공중화장관리를 통하여 생산, 제공하는 공중화장실 관리 서비스 즉, 시설관리 서비스와 위생보건관리 서비스, 환경관리 서비스 및 안전관리 서비스는 형태가 없어 볼 수도 만질 수도 없는 서비스의 특성을 가지고 있다.

형태가 없기 때문에 공중화장실 서비스 소비자가 주관적으로 평가하기가 쉽지 아니하고 객관적으로 볼 수도 만질 수도 없다. 다만 상상하거나 느낌이나 생각으로 공중화장실 관리가 양호하다 또는 아니다 등으로 평가가 가능할 다름이다. 공중화장실 서비스는 공중화장실을 개방하고 운영하는 시간동안 동일한 공중화장실 서비스를 생산하고 제공하고 있으나, 공중화장실 이용자는 1회용 서비스 소비자이므로 이용자가 공중화장실을 이용하는 동안에 공중화장실관리 서비스에 의하여 개인의 생리적 문제를 보이거나 만질 수 없는 공중화장실 관리 서비스에 의하여 쾌적하고 위생적으로 처리하여 생리적 만족을 느낄 수는 있을 따름이다. 결과적으로 공중화장실 서비스는 형태가 없는 무형성의 특성을 가지고 있다.

2) 이질성 서비스

공중화장실 관리 서비스는 이질성 서비스(Heterogeneity Service)의 특별한 성질을 가지고 있다. 왜냐 하면 공중화장실 관리를 통하여 생산, 제공하는 공중화장실 관리 서비스는 동일한 공중화장실 서비스를 생산하고 제공하고 있으나 공중화장실 이용자는 이용하는 시간대에 공중화장실관리 상태에서 서비스를 접하고 소비하기 때문에 공중화장실 이용자가 느끼는 서비스 만족도는 다를 수 있다. 이는 전적으로 서비스 이질성의 특별한 성질 때문이다

왜냐하면, 공중화장실 관리 서비스의 생산과 제공과정이나 유통 · 소비과정에서 여러 가지 가변적 요소가 많이 존재하기 때문이다.

예컨대, 화장실 청소가 조금 전에 완료되어 청결서비스가 생산되어 제공되었었으나 이용자자의 이용 방금 전에 타인에 의하여 불결한 상태가 만들어 졌을 경우, 현새 이용사의 공중화장실 서비스 품질은 다르게 느껴질 수 있다.

또한 공중화장실관리 서비스의 생산자의 기술이나 자세 및 태도 등에 의하여 만들어 지는 서비스는 양과 질이 다를 수 있으며 소비자 역시 문화수준과 심리상태에 따라 소비하는 공중화장실 관리 서비스의 만족도 또한 다를 수 있다.

뿐만 아니라 이용 상태에 있는 공중화장실 내의 상황 변화(같은 시간대에 과다 이용)에 따라서 생산 제공(인도)되는 공중화장실의 시설관리 서비스나 위생보건 서비스의 질이 달라 질 수 있기 때문에 생산 제공되는 공중화장실 관리 서비스에 대한 소비자의 느낌이나 만족 정도는 다르게 인식될 수 있다. 이는 전적으로 공중화장실 관리 서비스의 이질성의 특별한 성질 때문이다.

3) 비분리성 서비스

제품은 생산되고 유통과정을 거쳐 나중에 소비되는 경향이 있으나 서비스는 생산 유통 소비가 동시에 일어나기 때문에 서비스는 생산가 소비와 분리할 수 없는 비분리성 서비스(Inseparability Service)의 특별한 성질을 가지고 있다.

또한 서비스의 경우에는 서비스 소비자가 서비스 생산에 참여하는 경우가 많기 때문에 생산자와 소비자가 만드는 분위기에 따라서 서비스의 내용이나 품질이 다를 수 있으며 상황에 따라서도 서비스 생산량도 증감할 수 있다. 그러므로 서비스 생산량이나 품질을 계획적으로 그리고 집중적으로 생산 제공할 수 없다.

또한 서비스 특성상 고객과 생산자가 동시에 생산 소비하기 때문에 서비스를 생산하는 생산자는 신중하게 서비스 생산에 적합한 사람을 선발 배치할 필요가 있다.

서비스 생산자는 고객의 입장에서 서비스를 생산하고 제공하여 고객(이용자)이 만족할 수 있도록 해야 하기 때문에 이에 대한 필요한 교육을 받아야 한다.

4) 소멸성 서비스

공중화장실관리 서비스는 소비 즉시 소멸하는 소멸성 서비스(Perishability Service)의 특별한 성질을 가지고 있다. 소비되지 않은 공중화장실관리 서비스는 창고에 재고로 보관할 수도 없으며 살아지는 성질을 가지고 있다. 따라서 제품과 서비스는 차이가 크다. 이를 정리하면 다음과 같다.

〈표 3〉 제품과 공중화장실 관리서비스의 차이점 비교

제 품	서비스
유형성	무형성
동질성	이질성
생산과 유통이 소비와 분리	생산과 제공이 소비와 동시 진행
물건	활동과 과정(공정)
주 가치, 공장에서 생산	주 가치, 생산자-소비자 상호 작용에서 생산
고객 생산과정 불참	고객(소비자) 생산과정에 참여
재고 보관 가능	재고 보관 불가능
소유권 이전 가능	소유권 이전 불가능
기계적 생산	인간적, 기계적 생산

(자료출처 : 시설관리 서비스 표준화 연구(2005), 국가기술표준원, p.10. 인용 및 재구성)

5) 기타 부수적 서비스

공중화장실관리를 통하여 생산 제공되는 공중화장실 관리 서비스 즉, 공중화장실 시서관리 서비스와 위생보건관리 서비스, 환경관리 서비스, 안전관리 서비스 등은 본질적 특성인 이질성 비분리성, 무형성, 소멸성 특성 외에 다음과 같은 부수적인 특별한 성질을 가지고 있다.

① 공중화장실관리 서비스는 기계적 서비스(Engineering Service)와 인간적 서비스(Human bing Service)의 종합 생산의 성질을 가지고 있다.

- 제품의 생산 경우에는 설비나 기계에 의하여 주로 생산되나 공중화장실관리 서비스는 기계와 설비 및 사람에 의하여 종합적으로 생산되는 성질이 있다. 공중화장실관리 서비스 중 시설관리 서비스와 환경적 서

비스는 기계적 설비에 의하여 주로 생산 제공되는 서비스이나 위생보건서비스는 사람의 손에 의하여 주로 생산 제공되는 인간적 서비스 생산의 성질이 강하다.

② 공중화장실관리 서비스는 소비자의 문화수준이나 경제적 형편 또는 심리적 육체적 건강상태에 따라 공중화장실관리 서비스 이용자의 만족도는 달라질 수 있다.

- 공중화장실을 이용하는 이용자의 문화수준의 높고 낮음, 경제적 상황이 좋고 나쁨, 심리적 육체적 건강 상태의 좋고 나쁨 정도에 다라서 현재 이용하는 화장실의 관리 서비스에 대하여 불만이나 만족을 표시할 수 있다. 따라서 공중화장실관리자는 고객(이용자)의 수준을 중간 정도에 두고 만족할 수 있는 공중화장실 관리 서비스를 제공해야 할 것으로 인식된다.

③ 공중화장실 관리 서비스는 생산 제공되는 시간대나 상황에 따라서 서비스 품질이 다르게 생산될 수 있다.

- 왜냐 하면 공중화장실관리 서비스 생산주체의 서비스 생산 시간대나 상황(생산설비의 기능과 성능)에 따라서 품질이 동일하지 아니하게 생산 제공될 수 있기 때문이다 또한 서비스 생산자의 기술이나 태도 자세에 따라 가 다를 수 있기 때문에 생산 제공되는 서비스 품질이 동일하지 않기 때문이다 그러므로 고객이 동일하게 만족할 수 있도록 공중화장실관리 서비스 품질 서비스 품질 표준화가 필요하다.

④ 공중화장실 관리 서비스는 물건이 아니라 행위나 활동 또는 제공 과정의 성질을 가지고 있다.

- 공중화장실관리 서비스는 서비스 생산의 어떤 행위나 활동 또는 제공 과정을 통하여 소비자가 서비스를 소비하기 때문이다.

⑤ 공중화장실관리 서비스는 이용자의 입장에서서 주관적으로 품질 만족도가 결정된다.

⑥ 제품의 혁신은 재료나 과정 기술에 민감하나 공중화장실 관리 서비스는 이용자의 제안이나 건의 도는 불만 표시의 정보에 따라 혁신될 수 있다.

⑦ 서비스의 일반성질은 생산계획이 불확실하나 공중화장실 관리 서비스는 이용자의 입장에서 만족할 수 있는 서비스 수준을 어느 정도 예측이 가능하기 때문에 의도적이고 계획 생산이 일정 부분 가능하다.

⑧ 일반 서비스는 유통기간이 짧으나 공중화장실 관리 서비스는 비교적 유통(제공과정)이 긴 편이다 예컨대, 고속도로 휴게소 화장실의 경우에는 하루 24시간 동안 계속 제공되는 서비스 이므로 유통기간이 긴 편이다. 그러나 시간대에 따라 제공되는 공중화장실관리 서비스 품질은 다르게 제공될 수 있는 특성도 있다.

⑨ 공중화장실관리 서비스는 의료 서비스나 교육 서비스와 다른 성질을 가지고 있다.

- 왜냐 하면 의료 서비스나 교육 서비스는 의사와 환자가, 교수와 학생이 같은 공간에서 대면 또는 원격으로 의료 서비스와 교육 서비스를 동시에 생산하고 소비하는 구조이나 공중화장실 관리 서비스의 경우에는 주로 서비스 생산자가 미리 만들어 놓은 공중화장실 시설관리 서비스, 위생보건관리 서비스, 환경관리 서비스, 안전관리 서비스 등을 서비스를 소비자가 각각 다른 시간대에 소비하는 패턴이므로 의료 서비스나 교육 서비스 등과 다른 서비스의 성질을 가지고 있다. 즉, 공중화장실 관리 서비스는 같은 서비스의 개념을 가지고 있는 서비스라 할지라도 다른 성질을 가진 서비스이다. 왜냐 하면 공중화장실관리 서비스는 생산자 단독으로 만들어지는 서비스이기 때문이다.

⑩ 일반 서비스의 유통 결로는 매우 짧으나 공중화장실 관리 서비스는 유통경로가 비교적 매우 길다.

- 왜냐하면 공중화장실 이용을 원하는 사람이 이용시간대가 각각 다르기 때문에 서비스 제공 시간대가 길 수 밖에 없는 서비스 유통구조를 가지고 있기 때문이다.

⑪ 공중화장실관리 서비스는 소유권은 없으나 서비스 브랜드를 가질 수 있다.

⑫ 공중화장실관리 서비스는 제품의 평가와는 달리 이용 즉시 그 품질의 평가가 이루어진다.

⑬ 공중화장실관리 서비스는 서비스 유료화와 무료화에 따라서 이용자의 만족도가 달라질 수 있다.

4 공중화장실관리 서비스의 목적

공중화장실 관리 주체가 공중화장실 관리를 통하여 달성하고자 하는 방향이나 목표는 공중화장실관리를 통하여 개인의 생리적 현상 처리에 필요한 양질의 시설관리 서비스와 환경위생관리 서비스 및 안전관리 서비스를 생산 제공하여 공중화장실 이용자를 만족하게 하는데 있다.

공중화장실 이용자는 휴게나 오락 목적으로 공중화장실을 이용하는 것이 아니라 생리적 현상을 지체 없이 위생적이고 편리하게 해결할 목적으로 공중화장실을 방문하고 이용한 것이기 때문에 이용자의 생리적 현상을 쾌적하고 편리하며 위생적으로 처리하여 심리적으로 또는 육체적으로 만족하게 하여야 한다.

따라서 공중화장실 이용자의 만족을 도출하기 위해서는 공중화장실 관리 서비스인 시설관리 서비스, 환경위생관리 서비스, 안전관리 서비스를 생산하고 적절하게 제공해야 한다. 이를 위해서는 공중화장실 관리 기본법과 관계법령에서 정하고 있는 관리기준을 준수해야 하며, 공중화장실 관리 품질 인증 규격인 공중화장실관리 서비스 프로세스와 기반 구조 및 공중화장실관리 서비스 3종의 품질 문서인 공중화장실관리 서비스 품질 매뉴얼과 절차서 및 지침서 등을 준비하고 이를 공중화장실 관리에 적극적으로 활용해야 한다.

5 공중화장실관리 서비스의 생산 및 제공방법

공중화장실 이용에 필요한 시설관리 서비스와 환경위생관리 서비스, 안전관리 서비스는 관리 주체와 관리인이 직접 관리를 수행하는 직영관리 방식에 의하여 생산 제공할 수 있으나 대게의 경우 전문업체에 위탁하여 생리적 현상을 처리하는데 필요한 공중화장실관리 서비스를 생산 제공하는 위탁 관리 방법 등이 있다.

6 공중화장실관리 서비스의 기대효과

공중화장실 관리를 통하여 생산 제공하는 공중화장실 관리 서비스로 인하여 국가 및 지방자치단체와 관리인 및 이용자는 다음과 같은 공중화장실 관리 효과를 기대할 수 있다.

1) 국가 및 지방자치단체의 기대효과

공중화장실의 정책 개발과 수급계획 수립 및 감독을 책임지고 있는 국가와 지방자치 단체는 공중화장실 정책 및 수급계획 및 감독을 통하여 다음과 같은 효과를 기대할 수 있다.

① 국가의 품격을 높인다.
② 사회 문화 수준을 제고한다.

③ 도시의 이미지를 향상 시킨다.
④ 국민에게 위생적인 편의와 복지를 제공한다.

2) 공중화장실 설치 및 운영자의 기대효과

공중화장실관리 서비스를 생산 제공하는 공중화장실 설치 및 운영자는 다음과 같은 효과를 기대할 수 있다.

① 관리인은 공중화장실 관리 서비스 생산과 제공을 통하여 인간에 대한 위생적인 봉사의 보람을 느낄 수 있다.
② 사용가치와 수익 가치를 증가 시켜 주된 건축물이나 시설물의 경제적 가치를 제고시킨다.
③ 주된 건물의 사용용도를 완전하게 한다.

3) 공중화장실 이용자의 기대 효과

공중화장실 이용자는 제공 받는 공중화장실 관리 서비스를 통하여 다음과 같은 효과를 기대할 수 있다.

① 이용자는 위생적이고 쾌적하며 안전하게 생리적 현상을 해결할 수 있다.
② 이용자는 공중화장실 이용을 통하여 생명 유지와 건강 증진을 도모할 수 있다.
③ 이용자는 공중화장실 이용을 통하여 삶의 질은 높아지고, 생활이 안정적으로 유지되며, 일(업무)의 영위를 계속할 수 있고 업무의 생산성을 향상시킬 수 있다.
④ 이용자(고객) 보호가 이루어진다.

Chapter

03 공중화장실 기본법령의 해설과 운용

제1절 공중화장실 기본법령의 개념

1 공중화장실 기본법령의 의의

정부와 지방자치단체는 법과 조례를 통하여 공중화장실 설치와 운영관리를 규정하고 사람의 생리적 현상을 위생적으로 해결하기 위하여 필요한 위생상의 편의와 복지 서비스를 제공하도록 명시하고 있다.

그러므로 공중화장실관리는 공중화장실 기본법령에 의하여 설치 및 운영 관리되는 법정관리 제도이다.

공중화장실 기본법령에는 공중화장실 등에 관한 법률과 같은 법 시행령, 같은 법 시행규칙 그리고 공중화장실 설치 및 관리에 관한 지방자치단체의 조례 등이 있다.

2 공중화장실 기본법령의 종류

공중화장실 기본법의 종류에는 공중화장실 등에 관한 법률, 같은 법 시행령, 같은 법 시행규칙 그리고 시군구 지방자치단체 의회가 제정하고 시행하고 있는 공중화장실의 설치 및 관리조례 등이 있다. 공중화장실관리와 관계되는 기본법의 주요 내용은 공중화장실 설치 및 관리의 기준이 되고 제도가 되므로, 이에 대하여 소상하게 파악하고 공중화장실 설치 및 관리에 운용해야 한다.

제2절 공중화장실 등에 관한 법률의 고찰

공중화장실 기본법 중 상위 개념의 기본법인 공중화장실법은 전문 21개조와 부칙 2개조로 구성되어 있으며 2004년 1월 29일에 제정되어 몇 번의 개정을 거쳐 시행되고 있다. 주무 부처는 행정안전부(생활공간 정책과)이며 공중화장실 관리 관련 주요 내용은 다음과 같다.

1 목적(법 제1조)

공중화장실법 제1조에서 이 법의 목적으로 '공중화장실 등의 설치 이용 및 위생적인 관리를 통하여 국민의 위생상의 편의와 복지증진에 이바지함'으로 규정하고 있다.

2 공중화장실 용어의 정의(법 제2조)

법 제2조에서 공중화장실을 공중이 이용하도록 국가, 지방자치단체, 법인 또는 개인이 설치하는 화장실로 정의하고 있다.

공중화장실은 불특정 다수의 공중이 이용할 수 있는 화장실을 말하는 것으로 개방화장실, 이동화장실, 간이 화장실, 유료 화장실을 제외한 화장실을 말한다.

3 공중화장실의 범위 및 종류(법 제3조, 시행령 제3조)

공중화장실의 범위에 대하여 법제 3조에서 다음에 해당하는 장소 또는 시설에 설치하는 공중화장실의 범위를 다음과 같이 규정하고 있다.

공중화장실의 범위는 공중화장실법 제3조와 같은 법 시행령 제3조에서 규정하고 있으며 공중화장실법 제3조와 같은 법 시행령 제3조를 기준으로 공중화장실 범위를 분류하면 공중화장실은 27개 범위로 분류할 수 있다. 공중화장실의 범위와 종류는 다음과 같다.

〈표 4〉 공중화장실의 범위 및 종류

공중화장실의 범위 및 종류
(1) 자연공업법의 자연공원 화장실 (2) 관광진흥법의 관광지, 관광단지 회장실

(3) 여객자동차 운수사업법의 여객자동차 터미널 화장실
(4) 유통산업발전법의 대규모 점포, 임시시장, 상점가, 전문상가단지 화장실
(5) 도시공원 및 녹지 등에 관한 법률의 도시공원 화장실
(6) 도로법의 휴게소 화장실
(7) 철도산업발전 기본법의 역시설 화장실
(8) 도시철도법의 역사 및 역시설 화장실
(9) 항만법의 항만 여객이용시설 화장실
(10) 유선 및 도선사업법의 유선장 및 도선장 화장실
(11) 석유 및 석유 대체연료 사업법의 주유소 화장실
(12) 액화석유가스의 안전관리 및 사업법의 충전소 화장실
(13) 체육시설의 안전관리 및 사업법의 체육시설 화장실
(14) 공항시설법의 공항시설 화장실
(15) 공연법의 공연장 화장실
(16) 국가 또는 지방자치단체가 설치한 공용 또는 공공용시설로서 대통령령이 정하는 시설의 화장실
① 국가 및 지방자치단체의 청사와 그 부대시설의 화장실
② 문화 및 집회시설(전시장, 동 식물원)의 화장실
③ 의료시설(병원, 격리 병원)의 화장실
④ 교육연구시설(학교, 교육원, 연구소, 도서관)의 화장실
⑤ 노유자시설(사회복지시설, 노 유자 복지시설)의 화장실
⑥ 수련시설(생활권 수련시설, 자연권 수련 시설)의 화장실
⑦ 묘지관련 시설(화장시설, 봉안당, 묘지와 자연장지에 부수되는 건축물)의 화장실
⑧ 장례시설(장례식장)의 화장실
⑨ 건축법 별표1의 1종 근린생활시설, 2종 근린생활시설, 업무시설 중 바닥면적의 합이 2천 제곱미터 이상인 건축물의 화장실(다만 오피스텔의 경우 사무구획에 해당되는 부분의 바닥면적은 바닥면적의 합산대상에서 제외한다.)
⑩ 문화 및 집회시설, 의료시설, 교육연구시설, 노유자시설, 수련시설은 시설로 사용되는 부분의 바닥면적의 합이 1천 제곱미터 이상인 건축

물의 화장실

(17) 그 밖에 많은 사람이 이용하는 법인 또는 개인소유의 시설로서 대통령령이 정하는 규모 이상의 시설 화장실

① 건축법 별표1의 1종 근린생활시설, 2종 근린생활시설, 업무시설 중 바닥면적의 합이 2천 제곱미터 이상인 건축물의 화장실(다만, 오피스텔의 경우 사무구획에 해당되는 부분의 바닥면적은 바닥면적의 합산 대상에서 제외한다.)

② 문화 및 집회시설, 의료시설, 교육연구시설, 노유자시설, 수련시설은 시설로 사용되는 부분의 바닥면적의 합이 1천 제곱미터 이상인 건축물의 화장실

4 공중화장실 기본시설의 설치기준(법제7조 및 제7조의 2)

공중화장실 기본시설의 설치기준은 공중화장장실법과 같은 법시행령에서 각각 규정하고 있다. 이를 나누어 공중화장실법 제7조와 제7조의 2에서는 다음과 같이 공중화장실 설치기준을 제시하고 있다.

1) 공중화장실법의 공중화장실 설치기준(법 제7조, 법제 7조의 2)

〈표 5〉 공중화장실법의 설치기준

공중화장실법의 설치기준
(1) 남녀화장실로 구분하여 설치할 것
(2) 여성화장실의 대변기 수는 남성화장실 대변기 및 소변기 합의 수 이상으

로 설치해야 하며 대통령령으로 정하는 공중화장실의 경우에는 여성화장실 대변기 수는 남성화장실 대 소변기 수의 1. 5배 이상으로 한다(다만, 행정안전부령으로 따로 정하는 경우 예외임).

(3) 장애인, 노인 임산부 등의 사용할 수 있는 변기를 설치해야 한다(장애인, 노인, 임사산부 등의 편의증진 보장에 관한 법률 제8조). 필요한 경우 주변과 조화 되는 화단, 휴게시설, 판매시설을 설치하게 할 수 있다.

(4) 화장실 등에서 발생하는 오수 및 분뇨는 하수도법에 따라 처리한다.

(5) 이상 1항~4항까지에서 규정한 사항 외에 공중화장실 등에 관한 설치기준은 공중화장실법 시행령으로 정한다.

(6) 공중화장실법 시행령으로 정하는 설치기준에 따라 어린이용 대·소변기를 설치해야한다.

(7) 공중화장실법 시행령으로 정하는 설치기준에 따라 남성 및 여성화장실에 영유아용 기저귀 교환대를 설치해야 한다.

2) 공중화장실법 시행령의 공중화장실 설치기준(시행령 제 6조 제3항 및 제6조의 2)

〈표 6〉 공중화장실법 시행령의 설치기준

공중화장실법 시행령의 설치기준
(1) 소변기 위쪽에는 이용편의를 위한 선반을 설치할 수 있다. (2) 남성화장실에는 소변기의 가림막을 설치해야 한다. (3) 대·소변기는 수세식으로 설치하여야 한다. 다만, 「수도법」 제3조제30호에 따른 절수설비의 설치, 상·하수도시설의 미비 또는 수질오염 등의 이유로 인하여 수세식화장실을 설치하기 어려운 경우에는 그러하지 아니하다. (4) 대변기 칸막이 안에는 세정장치, 휴지걸이, 옷걸이 등을 설치해야 하고, 눈에 잘 띄는 곳에 소지품을 올려놓을 수 있는 선반 등을 설치할 수 있다. (5) 대변기 칸 출입문은 안여닫이로 하고, 출입문의 아랫부분은 환기 등을 위

하여 바닥에서 10센티미터 이상 20센티미터 이하의 빈 공간을 두어야 한다. 다만, 화장실 구조 등을 고려하여 불가피한 경우에는 출입문을 안여닫이로 하지 않을 수 있다.

(6) 대변기 칸 출입문에는 화장실 사용여부와 변기의 종류를 알 수 있도록 인식장치를 설치하여야 한다.

(7) 출입구는 남자용과 여자용이 구분되도록 따로 설치해야 하며, 복도나 도로 등을 통행하는 사람 등에게 화장실 내부가 직접 보이지 않도록 설치해야 한다.

(8) 동파방지를 위한 난방시설, 환풍 시설 및 세면기 등의 화장실 편의시설을 설치하여야 한다. 다만, 전기시설이 미비 되어 있는 경우에는 그러하지 아니하다.

(9) 세면대에는 선반 및 옷걸이 등 편의장치를 설치하거나 물비누, 일회용 휴지 및 휴지통 등 편의용품을 갖춰 둘 수 있다.

(10) 공중이 이용하기 편리한 장소에 설치하고, 공중화장실임을 쉽게 알아볼 수 있도록 안내표지판을 설치하여야 한다.

(11) 급수시설을 설치할 경우 상수도를 사용하는 경우를 제외하고는 그 수질이 「먹는물관리법」 제5조에 따른 수질기준에 적합하여야 한다.

(12) 동양식 변기와 서양식 변기는 이용자의 편의를 고려하여 설치장소의 여건에 따라 적절하게 조정하여 설치할 수 있다.

(13) 대변기 칸막이 안에는 영유아를 동반한 사람의 이용편의를 위하여 영유아용 변기, 거치대, 보조의자 등을 갖춘 영유아 보조화장실을 설치할 수 있다.

(14) 남자화장실과 여자화장실에 어린이용 대 · 소변기(남자화장실의 일반인용 소변기가 바닥부착형의 일반인 · 어린이 겸용인 경우는 제외한다)와 세면대를 각각 1개 이상 설치하여야 한다. 다만, 행정안전부령으로 정하는 공중화장실 등의 경우에는 그러하지 아니하다.

(15) 어린이용 대변기를 서양식 변기로 설치하는 경우에는 어린이전용 변기를 설치하되, 일반인용 변기를 이용하여 어린이겸용으로 사용하고자 할 때에는 변기 좌석 덮개 안쪽에 어린이가 사용하기에 편리하도록 별도의

어린이전용 변기 좌석을 설치하여야 한다.

(16) 어린이용 소변기를 벽걸이형으로 설치하는 경우에는 소변기의 벽체 배수구를 어린이가 사용하기에 불편하지 않도록 낮은 높이로 설치하여야 한다.

(17) 어린이용 세면대는 어린이가 사용하기에 불편하지 않도록 낮은 높이로 설치하거나 높낮이가 조절되는 것으로 설치하여야 한다.

(18) 다음 각 목에 해당되는 장소 또는 시설에 설치하는 공중화장실에는 화장실 이용객의 통행 및 왕래에 불편이 없는 규모로 남성화장실과 여성화장실별로 각각 1개 이상의 영유아용 기저귀교환대를 설치하여야 한다. 다만, 같은 건물 안에 남성이 이용할 수 있도록 영유아용 기저귀교환대가 화장실 이외의 장소에 설치되어 있는 경우에는 남성화장실에 영유아용 기저귀교환대 설치 의무를 면제하고, 여성이 이용할 수 있도록 영유아용 기저귀교환대가 화장실 이외의 장소에 설치되어 있는 경우에는 여성화장실에 영유아용 기저귀교환대 설치 의무를 면제한다.

① 「도로법」 제2조제2호 가목에 따른 휴게시설

② 「철도산업발전 기본법」 제3조제1호에 따른 철도의 역

③ 「도시철도법」 제2조제2호에 따른 도시철도의 역

④ 「공항시설법」 제2조제7호에 따른 공항시설

⑤ 「건축법 시행령」 별표 1 제5호에 따른 문화 및 집회시설, 같은 표 제9호에 따른 의료시설 중 종합병원, 같은 표 제10호 바목에 따른 도서관, 같은 표 제14호 가목에 따른 공공업무시설 및 같은 표 제27호에 따른 관광 휴게시설

※ 비고

가. 위 표에서 정하고 있는 사항 외에 필요한 공중화장실 등의 설치기준은 시 · 군 · 구의 조례로 정할 수 있다.

나. 위 표에서 "동양식 변기"라 함은 쪼그려 앉아서 용변을 보는 변기를 말하고, "서양식 변기"라 함은 걸터앉아서 용변을 보는 변기를 말한다.

다. 법 제2조제2호에 따른 개방화장실에 대해서는 제3호의2 및 제8호를, 법 제2조제3호에 따른 이동화장실에 대해서는 제3호의2 · 제5호 및 제8호를, 법 제2조제4호에 따른 간이화장실에 대해서는 제3호의2 및 제5호를 각각 적용하지 않는다.

5 공중화장실 관리인 지정 및 관리기준 준수(법 제8조)

법제 8조에서 공중화장실 설치 및 운영자는 공중화장실 관리인을 지정하여야 하고, 관리인은 공중화장실 관리기준을 준수하여 관리하도록 규정하고 있다.

공중화장실 관리기준은 공중화장실법 시행령에서 정하도록 규정하고 있다.

6 세면대 사용한 물의 재활용(법 제7조의 3)

대통령령으로 정하는 일정규모이상의 공중화장실에 설치한 세면대에서 사용한 물은 용수를 절약하기 위해서 중수처리과정을 거쳐 다시 사용할 수 있다. 이 경우, 하수도법에 따라 중수도 수질기준에 맞아야 한다.

7 시설 점검(법 제12조)

시장, 군수, 구청장은 공중화장실에 대하여 공중화장실법에 따라 유지관리하고 있는지를 확인하기 위하여 연 1회의 정기 점검을 실시하고 필요시 수시점검을 하여야 한다.

8 개선 명령(법 제13조)

시장, 군수, 구청장은 공중화장실을 설치 및 관리하는 자가 설치기준이나 관리기준에 관한 규정을 위반하고 있다고 인정되는 경우에는 시설의 개선명령, 폐쇄명령, 철거명령 등 필요한 조치를 취할 수 있다.

9 금지행위(법 제14조)

공중화장실을 이용하는 사람은 다음 행위를 할 수 없다.

① 낙서하는 행위
② 기물을 훼손하는 행위
③ 영리목적의 광고물을 표시하거나 설치하는 행위
④ 오물을 방치하는 행위
⑤ 위생적인 화장실 이용을 방해하는 행위
⑥ 시군구의 조례로 정하는 행위

10 민간 위탁(법 제 17조)

시장, 군수, 구청장은 해당 지방자치 단체가 설치한 공중화장실의 관리 업무를 해당 지방자치 단체의 조례로 정하는 바에 따라 단체 또는 개인에게 위탁할 수 있다.

11 보고 등(법 제19조)

행정안전부 장관, 시장, 군수, 구청장은 행정안전부령으로 정하는 바에 따라 공중화장실을 설치 관리하는 자에게 이 법의 시행에 필요한 범위내에서 보고를 하게 하거나 자료를 제출하게 할 수 있다.

12 과태료(법 제21조)

다음 사항을 위반한자에게 100만 원이하의 과태료를 부과한다.

① 공중화장실 설치 명령 위반자
② 설치기준 및 관리기준 위반자
③ 개선명령 불이행자
④ 보고 또는 자료제출 요구에 위반한자

제3절 공중화장실법 시행령의 고찰

공중화장실법에서 위임된 사항과 그 시행에 관하여 필요한 사항을 규정함을 목적으로 하는 공중화장실법 시행령은 전문 13조 부칙 제1조로 구성되어 있으며 2018년 12월 18일자로 시행되고 있다. 공중화장실관리 주요 관련 사항을 검토하면 다음과 같다.

1 세면대에서 사용한 물의 재활용(시행령 제6조의 3)

세면대에서 사용한 물의 재활용은 4기 이상의 세면대(같은 건물 안에 있는 모든 화장실의 세면대 합산)가 설치되어 있는 다음 각 호의 시설 또는 장소에 있는 화장실에 적용한다.

① 공용시설 또는 공공용 시설
② 자연공원법의 자연공원 화장실
③ 여객자동차 운수사업법의 여객자동차 터미널 화장실
④ 도시공원 및 녹지 등에 관한 법률에 따른 도시공원 화장실
⑤ 도로법에 따른 휴게시설 화장실
⑥ 철도산업 발전기본법에 따른 철도역의 화장실
⑦ 도시철도법에 따른 도시철도역의 화장실
⑧ 공항 시설법에 따른 공항시설 화장실
⑨ 공연법에 따른 공연장 화장실

2 공중화장실관리 통합관리기준(시행령 제7조 및 시군구의 조례)

시행령 제7조에서 공중화장실관리와 매우 중요한 기준인 관리기준을 다음과 같이 제시하고 있다(시행령의 관리기준은 1항에서 6항까지 규정하고 있으나 하위 개념의 지방자치 단체 조례에서 세부 관리기준을 제시하고 있어 이를 통합한 공중화장실 관리기준은 다음과 같다).

1) 관리인을 두어 위생적으로 관리하고 입구에 관리인의 연락처를 게시하여야 하며, 공중화장실은 항상 깨끗하고 쾌적하며 위생적이고 청결하게 유지해야 한다.
2) 악취의 발산과 파리, 모기 등 해로운 벌레의 발생 번식을 방지하기 위하여 공중화장실 내부 및 외부를 4월부터 9월까지는 주 3회 이상, 10월부터 다음해 3월까지는 주 1회 이상 소독을 실시해야 한다.
3) 대변기 칸막이 안에는 휴지통을 두지 말 것. 다만, 장애인, 노인, 임산부 등이 사용하는 변기가 설치되어 있거나 영유아용 기저귀 교환대가 설치되어 있는 경우에는 휴지통을 설치할 수 있다.
4) 여성용 대변기 칸막인 안에는 위생용품을 수거할 수 있는 수거함을 두어야 한다. 다만, 어린이만 사용하는 등 이용자의 특성상 위생용품 수거가 필요 없는 경우에는 위 생용품 수거함을 두지 아니할 수 있다.
5) 청소 또는 보수를 위하여 남성관리인이 여성화장실을, 여성관리인이 남성화장실을 출입하는 경우에는 화장실 입구에 청소 또는 보수중임을 알리는 안내 표지판을 두어 이용자가 알 수 있도록 해야 한다.
6) 그 밖에 공중화장실과 그 주변의 청결을 위해 특별자치시, 특별자치도, 시군구의 조례로 정하는 관리기준은 다음과 같다.

① 일일 3회 이상 청소를 실시해야 한다.

② 공중화장실 내외를 금연 구역으로 지정하고 흡연을 통제해야 한다.

③ 도장(페인트 작업)은 연1회 이상 실시한다.

④ 배수구 등의 부식을 방지하기 위하여 소독을 실시한다.

⑤ 관리카드를 비치하고 공중화장실 현황과 관리 현황을 기록한다.

⑥ 화장실 안내 표지판을 잘 보이는 곳에 게시한다.

⑦ 일상적으로 점검하고 보수해야 한다.

⑧ 정기적으로 온습도 및 조도를 점검하고 개선한다.

⑨ 정기적으로 공중화장실내의 실내 공기 질을 점검한다.

⑩ 정기적으로 이용자의 만족도를 조사하고 개선한다.

⑪ 이용자의 불만 사항을 접수하고 처리한다.

⑫ 공중화장실 시설물을 정기적으로 점검하고 유지 보수한다.

⑬ 수시 또는 정기적으로 도난, 화재, 성범죄, 담배냄새, 질서 문란 등을 예방하기 위하여 순찰을 실시하고 개선한다.

⑭ 화장실 이용을 위하여 비치되는 비치물(비누, 화장지 등)을 항상 비치하고 수시로 점검하여 개선 조치한다.

⑮ 대통령령으로 정하는 일정 규모 이상의 공중화장실 등에 설치된 세면대 사용한 물은 중수처리과정을 거쳐 다시 사용할 수 있다. 이 경우 수도법 및 하수도법에서 정하고 있는 수질 기준에 맞도록 관리한다.

⑯ 구청장은 공중화장실 관리인을 시행규칙 제6조에 따라 연간 교육 계획을 수립하고 교육을 실시해야 한다. 직접 실시하기 어려운 경우에는 화장실 전문단체와 연계하여 교육을 실시해야 한다(강남구 화장실 관리 조례 제7조).

⑰ 공중화장실 관리자는 이용자의 편의를 도모하기 위하여 화장지(또는 화장지 자동판매기 설치), 세정제, 방향제(탈취제) 및 소독 약품을 비치해야 한다. 다만, 지역 여건상 비치가 곤란할 경우에는 예외로 할 수 있다(조례 제8조).

⑱ 공중화장실의 효율적인 유지, 관리를 위하여 필요한 경우에는 시설을 관리하는 그 업무의 일부 또는 전부를 시설을 관리할 수 있는 자에게 위탁할 수 있으며 수탁자에게 예산이 허용하는 범위 내에서 유지, 관리비용을 보조할 수 있다(강남구 공중화장실 조례 제6조).

⑲ 공중화장실을 설치, 관리하는 자는 관리대장(별지1호서식)을 비치하여야 하며 시설의 유지관리 상황과 정비 상황 등을 기록하여야 한다(강남구 조례 제10조).

⑳ 전체적인 화장실 수준 향상을 위하여 매년 아름다운 화장실 경진대회를 실시하고 참여할 수 있다(강남구 조례 제18조/청소행정과 청소행정팀).

㉑ 공중화장실 설치 운영자는 정기적으로 공중화장실 관리 현황보고서를 작성하고 제출해야 한다(공중화장실법 시행규칙 별지 서식).

㉒ 공중화장실에 편의 시설(공중화장실법 시행규칙 별표)을 법의 규정대로 설치하고 운영 관리해야 한다.

가. 세면시설(일반, 어린이용)

나. 냉방시설

다. 난방시설

라. 환풍시설

마. 조명시설

바. 변기사용 중 인식 장치

사. 여성화장실 에티켓벨

아. 청소도구함

자. 선반(대변기 및 소변기 위)

차. 손 건조기

카. 탈취제(방향제)

㉓ 공중화장실 운영관리는 자체운영관리하거나 위탁 관리할 수 있다.

㉔ 관리인은 시설을 정기적으로 점검하고 점검일지를 작성 유지해야 한다.

제4절 공중화장실법 시행규칙의 고찰

공중화장실법과 시행령에서 위임된 사항과 그 시행에 관하여 필요한 사항을 규정함을 목적으로 하는 시행 규칙은 전문 10개조와 부칙 1개조로 구성되어 있으며 2019년 9월 5일자로 시행되고 있다 공중화장실관리 관련 주요 내용은 다음과 같다.

1 공중화장실 관리인의 지정(시행규칙 제5조)

공중화장실법에 따라 공중화장실이 설치된 장소 또는 시설물 소유 관리하는 자는 위생 및 시설관리 수질 오염 등에 관한 교육(이하 위생교육)을 받은 사람을 공중화장실 관리인으로 지정하여야 한다.

공중화장실 관리인이 위생교육을 이수 하지 아니한 자는 지정된 날로부터 10일 이내에 위생교육을 받아야 한다. 10일 이내에 위생교육을 받도록 하는 경우에는 위생교육을 받지 아니한 자도 관리인으로 지정될 수 있다.

2 공중화장실 관리인 위생교육(시행규칙 제5조와 제6조 및 공중화장실 관리인 위생교육에 관한 지침) (행정안전부 고시 제2018-80호)

시행규칙 제5조에서 행정안전부령으로 위생교육의 내용과 교육 방법, 그 밖에 필요한 사항을 정하여 고시하고 있다. 동 고시에 따르면 교육의 내용은 공중화장실 제도에 관한 일반사항으로서 공중화장실법령의 해설과 운용 및 관리인의 자격기준과 역할, 시설관리, 수질오염예방 및 위생관리, 기타 공중화장실 유지 · 관리와 관련하여 필요한 사항 등으로 규정하고 있다.

공중화장실 관리인 위생교육은 3년마다 1회 이상 화장실관리에 관한 교육을 실시하고 특별히 필요하다고 인정하면 교육을 실시할 수 있다. 행정안전부령으로 고시한 공중화장실 관리인 교육 내용은 다음과 같다.

1) 교육 내용

시장 · 군수 · 구청장은 다음 각 호의 내용을 중심으로 위생교육을 실시하여야 한다.

① 공중화장실 제도에 관한 일반사항
  - 공중화장실 법령의 해설과 운용
  - 관리인 자격기준과 역할

② 시설관리, 수질오염예방 등 위생교육에 관한 사항

③ 기타 공중화장실 유지 · 관리와 관련하여 필요한 사항

2) 교육 방법

① 시장·군수·구청장은 공중화장실 관리인의 편의를 위하여 온라인 교육을 실시하되 필요시 오프라인 교육을 할 수 있다.

② 제1항 후단에 따라 오프라인 교육을 실시하는 경우 강사는 관계공무원, 공중화장실 관련단체 및 전문가 등으로 구성하여야 한다.

③ 제1항에 따라 위생교육을 실시하는 경우 피교육인이 온라인 교육 자료를 시청하거나 오프라인 교육을 수강한 경우에는 위생교육을 받은 것으로 본다.

3) 교육 자료

행정안전부 장관 또는 지방자치단체의 장은 제2조의 내용이 포함된 온라인 또는 오프라인 교육 자료를 제작하여 피교육자에게 배부할 수 있다.

3 시설점검의 확인 및 시정조치 권고(시행규칙 제7조)

특별시장, 광역시장 또는 도지사는 연 1회 이상 관할 구역 안의 공중화장실의 설치, 유지 및 관리 상태를 점검하고 그 결과를 관할 지방자치단체에 통보하여 시정을 권고할 수 있다.

4 국제행사 개최 시 보고(시행규칙 제8조)

시장, 군수, 구청장은 국제행사 개최 시 필요한 경우 공중화장실 설치, 관리자에게 공중화장실 및 편의 시설 현황, 공중화장실 운영관리 현황 등을 별지 서식에 따라 보고하게 할 수 있다. 별지 서식의 내용은 다음과 같다.

〈표 7〉 공중화장실등 관리현황 보고서

공중화장실등 관리현황 보고서

문서번호 :   년   월   일

수 신 : 시장·군수·구청장   발 신 : (시설명)

(관리자)   (서명 또는 인)

1. 일반현황

소 재 지				전화번호			
대지면적	별 동	㎡	건 축 연면적	별 동	㎡	주용도	
	부 속 건 축 물	㎡		부 속 건 축 물	㎡		
층 수	지하 : 층/지상 : 층			준 공 일			
설치 (소유)자							

2. 화장실 및 편의시설 현황

가. 시설현황

내용	세 부 내 역													
화장실 설치 내역	구분	개소수	개소당 면적 (㎡)	변기수(개)							화 장 실 유 형(개)		대 변 기 유 형(개)	
				계	일 반		장애인등		어린이용		수세식	재래식	동양식	서양식
					대변기	소변기	대변기	소변기	대변기	소변기				
	계													
	남													
	여													

- 대변기 칸막이 규격(동양식 : cm× cm, 서양식 : cm× cm)
- 소변기 설치 종류(벽부착형/바닥부착형)
- 자동절수기, 절수시설, 절수용탱크 설치여부

210㎜×297㎜(일반용지 60g/㎡(재활용품)

<table>
<tr><td>내 용</td><td colspan="9">세 부 내 역</td></tr>
<tr><td rowspan="4">편의시설 설치내역</td><td rowspan="2">구 분</td><td colspan="2">세 면 시 설</td><td rowspan="2">냉방시설</td><td rowspan="2">난 방 시 설</td><td rowspan="2">환 풍 시 설</td><td rowspan="2">조 명 시 설</td><td rowspan="2">변기종류 ·사용중 인식장치</td><td rowspan="2">에티켓벨 (여성화장실)</td></tr>
<tr><td>일 반</td><td>어린이용</td></tr>
<tr><td>설 치</td><td></td><td></td><td></td><td></td><td></td><td></td><td></td><td></td></tr>
<tr><td>미설치</td><td></td><td></td><td></td><td></td><td></td><td></td><td></td><td></td></tr>
<tr><td rowspan="4">편의시설 설치내역</td><td rowspan="2">구 분</td><td colspan="3">청소도구함</td><td colspan="2">선 반</td><td rowspan="2">손 건조기</td><td rowspan="2">탈취제 (방향제)</td><td rowspan="2">기 타</td></tr>
<tr><td colspan="2">내 부</td><td>외부</td><td>대변기</td><td>소변기</td></tr>
<tr><td>설 치</td><td colspan="2"></td><td></td><td></td><td></td><td></td><td></td><td></td></tr>
<tr><td>미설치</td><td colspan="2"></td><td></td><td></td><td></td><td></td><td></td><td></td></tr>
</table>

※ 설치계획이 있는 경우 설치계획을 작성

나. 운영관리현황

<table>
<tr><td>시 설 운 영 관 리</td><td>자체운영관리, 위탁관리
○위탁관리의 경우 관리업체명 :</td></tr>
<tr><td>청 소</td><td>청소주기 : 일 1회, 일 3회, 주 2회, 기타(　　)</td></tr>
<tr><td>관 리 인</td><td>유·무 :
교육이수 여부 :</td></tr>
<tr><td>점 검 일 지 　작 성 여 부</td><td>유·무 :
점검주기 :</td></tr>
</table>

제5절 서울특별시 강남구 공중화장실 등의 설치 및 관리조례의 고찰

공중화장실법 동 시행령 동 시행규칙에서 위임된 사항과 그 시행에 필요한 사항을 규정함을 목적으로 하는 지방 자치단체 조례(편의상 서울시 25개 구 중에서 강남구 조례만을 중심으로 공중화장실관리 규정을 고찰하고 있음)에서 공중화장실관리 관련 내용을 검토해 보면 그 내용은 다음과 같다.

1 공중화장실 설치자 및 관리자의 책무(제4조)

공중화장실을 설치하고 관리하는 공중화장실을 항상 깨끗하고 위생적으로 유지 관리해야 하며 이용자에게 편의를 도모할 수 있도록 편의용품의 비치와 최적의 시설상태를 유지하도록 노력해야 한다.

2 시설의 설치기준(제5조)

공중화장실법 시행령 별표규정에서 정한 이외의 공중화장실 설치기준은 다음과 같다.

① 바닥에 경수로를 두거나 배수로 등을 설치하여 배수가 잘되도록 한다.
② 바닥과 내벽에는 타일을 붙이거나 방수에 필요한 조치를 하여야 한다.
③ 필요시, 화장실 내에 청소도구함, 관리 시설 등을 둘 수 있다.
④ 그 밖에 다양한 주제의 화장실 공간이 연출될 수 있도록 손 건조 비품, 그림, 사진, 화분 등을 설치할 수 있다.
⑤ 장애인 화장실의 설치기준은 "장애인 노인 임산부 등의 편의 증진에 관한 법률시행규칙" 제2조 제1항 규정을 준수해야 한다.

3 위탁관리(제6조)

강남구청장이 설치한 공중화장실의 효율적인 유지관리를 위하여 그 업무의 일부 또는 전부를 시설을 관리할 수 있는 자에게 위탁할 수 있다.

4 관리인의 교육(제7조)

구청장은 "공중화장실법 시행규칙" 제6조에 따라 공중화장실 관리인에 대한 교육을 효율적으로 실시하기 위하여 연간 교육 계획을 수립하고 교육을 실시해야 한다.

강남구청에서 직접 교육 실시가 어려울 경우에는 화장실 관련 전문단체와 연계하여 실시할 수 있다.

5 편의 용품의 비치 및 제공(제8조)

공중화장실을 설치 관리하는 자는 이용자의 편의를 도모하기 위하여 다음 각 호의 화장실 편의 용품을 비치하고 제공하여야 한다. 다만, 지역의 여건상 편의 용품 비치가 곤란한 경우에는 예외로 할 수 있다.

① 화장지(또는 화장지 자동판매기 설치)
② 세정제
③ 방향제
④ 탈취제 및 소독약품

6 공중화장실 유지관리(제8조)

공중화장실을 설치 관리하는 자는 공중화장실을 항상 깨끗하고 위생적으로 관리하기 위하여 다음 각 호와 같이 관리해야 한다.

① 1일 3회 이상 청소해야 한다.
② 대소변기 및 배수구 등에는 요석 등으로 인한 부식방지를 위하여 주기적인 소독을 실시하여야 한다.
③ 수시로 시설을 점검하여 파손 훼손된 시설은 즉시 정비하고 도색이 필요한 화장실의 경우 에는 연1회 이상 도색을 해야 한다.

7 관리대장의 비치(제10조)

공중화장실을 설치 관리하는 자는 제1호 서식에 따른 관리대장을 비치하여야 하며 시설의 유지관리 상황과 정비 상황을 기록하여야 한다. 별지 제1호 서식은 다음과 같다.

8 아름다운 화장실 경진대회(제18조)

강남구 구청장은 관내 전체적인 공중화장실 수준향상을 위하여 노력하여야 하며 매년 아름다운 공중화장실 경진대회를 실시할 수 있다. 심사결과 아름다운 공중화장실로 선정되는 경우에는 아름다운 화장실 상징 표찰을 수여한다.

제6절 공중화장실 기본법령의 운용

1 공중화장실 기본법령 운용의 의의

공중화장실 기본법에서 규정하고 있는 법 규정은 공중화장실 설치 또는 관이에 적용하는 것을 말한다.

2 공중화장실 기본법령 운용의 방법

공중화장실 설치기준은 신규 공중화장실 설치에 반드시 적용하여야 하고, 관리기준은 공중화장실 관리에 반드시 적용해야 하며 위생교육제도 또한 공중화장실 위생교육 법조문에 따라 운용해야 한다.

그리고 정기적인 시설 점검과 보고 및 유지관리에 관한 규정 역시 반드시 공중화장실 관리에 운용해야 한다.

〈표 8〉

<table>
<tr><td colspan="13">전 경 사 진</td></tr>
<tr><td colspan="2">소 재 지</td><td colspan="5"></td><td colspan="2">화장실 명칭</td><td colspan="4"></td></tr>
<tr><td colspan="2">지 역 구 분</td><td></td><td rowspan="3">설치
년도</td><td rowspan="3"></td><td rowspan="3">관리
책임
공무원</td><td>소 속</td><td></td></tr>
<tr><td rowspan="2">설치 및
관리주체</td><td>설치주체</td><td></td><td>직 급</td><td></td></tr>
<tr><td>관리주체</td><td></td><td>성 명</td><td></td></tr>
<tr><td colspan="2">관리인</td><td colspan="3">(전화번호 :)</td><td>월평균 이용인원</td><td></td></tr>
</table>

<table>
<tr><td rowspan="3">규 모</td><td rowspan="2">부지(㎡)</td><td rowspan="2">화장실 면적(㎡)</td><td colspan="3">대변기 수</td><td colspan="2">소변기 수</td><td colspan="2">대변기 유형</td><td colspan="2">사용료</td></tr>
<tr><td>남</td><td>여</td><td>장애인</td><td>성인용</td><td>유아용</td><td>동양식</td><td>서양식</td><td>유료</td><td>무료</td></tr>
<tr><td></td><td></td><td></td><td></td><td></td><td></td><td></td><td></td><td></td><td></td><td></td></tr>
</table>

<table>
<tr><td rowspan="3">편의시설 내역</td><td rowspan="2">세 면 시 설</td><td rowspan="2">난방 시설</td><td rowspan="2">냉방 시설</td><td rowspan="2">환풍 기</td><td rowspan="2">화장지 (자 동 판매기)</td><td rowspan="2">비누</td><td rowspan="2">수 건 (에어 타올)</td><td rowspan="2">탈취제 (방향제)</td><td colspan="2">청소도구함</td><td rowspan="2">기 타</td></tr>
<tr><td>내부</td><td>외부</td></tr>
<tr><td></td><td></td><td></td><td></td><td></td><td></td><td></td><td></td><td></td><td></td><td></td></tr>
</table>

<table>
<tr><td rowspan="2">시설관리 내역</td><td>년월일</td><td>관리사항</td><td>금 액 (천원)</td><td>년월일</td><td>관리사항</td><td>금 액 (천원)</td><td>년월일</td><td>관리사항</td><td>금 액 (천원)</td></tr>
<tr><td></td><td></td><td></td><td></td><td></td><td></td><td></td><td></td><td></td></tr>
</table>

Chapter

04

공중화장실 관리인의 자격기준과 역할

제1절 공중화장실 관리인의 자격기준

1 공중화장실관리인의 개념

공중화장실 관리인(Public Toilet Management Manager)이라 함은 공중화장실 등에 관한 법률에 따라 공중화장실을 설치한 장소 또는 소유 관리하는 자인 국가, 지방자치단체 법인 또는 개인으로부터 공중화장실 관리인으로 지정 받은 자를 말한다.

공중화장실관리는 공중화장실 대부분이 주된 건축물 또는 시설에 부속한 상태에서 운영되는 경우가 대부분이므로 건축물 또는 시설의 종합 관리 위탁관리 업체의 현장 관리소장 또는 청소 위탁관리업체의 소장 또는 시설관리 책임자가 대체로 부속한 공중화장실의 관리인으로 위임되는 경우가 있으나 공중화장실법의 공중화장실 관리인 지정의 입법취지나 정신으로 볼 때 공중화장실법에서 말하는 공중화장실 관리인이 아니다.

왜냐하면 공중화장실법의 입법 취지와 공중화장실 관리인 지정의 목적은 공중화장실 장소 또는 시설의 소유 관리하는 자인 공중화장실 설치권자가 부속 또는 설치한 공중화장실 관리를 전적으로 수행할 수 없기 때문에 특정인을 지정하여 공중화장실 관리권을 위임 하여 지정받은 공중화장실 관리인으로 하여금 책임을 지고 관리하라는 것이기 때문이다. 또한 지정받은 공중화장실 관리인은 공중화장실의 시설관리와 환경위생관리 및 안전관리를 총괄 관리하게 함으로서 공중화장실 이용자에게 위생상의 편의 제공과 복지 증진을 도모하여 이용자로 하여금 쾌적하고 편리하며 위생적으로 안전하게 회장실을 이용하도록 공중화장실 관리권을 위임했기 때문이다. 따라서 공중화장실을 소유관리하고 있는 공중화장실 설치자로부터 관리인으로 지정 받지 않은 공중화장실을 부속하고 있는 건축물 또는 시설의 위탁관리업체의 관리소장 또는 청소 위탁관리업체의 책임자는 공중화장실법에서 말하는 공중화장실 관리인으로 해석할 수 없다. 특히, 공중화장실을 일상 청소하는 청소원이나 소독을 담당하는 소독원 그리고 공중화장실 시설물을 유지 관리하는 시설관리자나 안전 관리자를 공중화장실관리인이라 칭할 수 없으며 공중화장실관리인의 보조자에 불과하다. 왜냐하면 공중화장실 청소원이나 방역소독원 그리고 시설관리자와 안전관리자는 공중화장실 설치자로부터 관리인으로 지명 받은 자가 아니며 공중화장실 관리인이 갖추어야 하는 위생교육을 받지 않아 자격이 없는 자 이기 때문이다.

2 공중화장실 관리인의 법적 지위

공중화장실관리인은 자체운영관리 방식의 경우에는 공중화장실 설치자로부터 관리인을 지정받은 자를 말하고, 위탁관리 방식의 경우에는 형식적으로 외견상 공중화장실을 부속하고 있는 건축물 또는 시설의 위탁관리업체의 소장이 공중화장실의 관리인으로 행동하는 것으로 보이나 실제로는 공중화장실을 부속하고 있는 건축물 또는 시설의 장소 또는 시설의 소유자가 위탁관리업체의 관리소장으로 하여금 공중화장실관리를 책임지고 관리하도록 위탁관리 조직의 구성원 중 특정인(통상 청소반장 또는 청소감독)을 공중화장실 관리인으로 간접 지명하게 하여 간접적으로 지명 받은 자를 공중화장실 관리인이라 호칭할 수 있다.

결론적으로 공중화장실 관리인은 공중화장실 설치자로부터 공중화장실 관리권을 수여 받은 자로서 대리인과 유사한 법적 지위를 가자는 사무관리자라 할 수 있다. 따라서 엄격하게 해석하면 공중화장실 관리인의 법적 지위는 민법의 대리인과는 다소 상이한 사무관리자의 법적 지위를 가진 자라 할 수 있다.

3 공중화장실 관리인의 책임과 의무

1) 공중화장실 관리인의 책임

공중화장실 관리인은 공중화장실설치인의 방침에 따라 공중화장실을 성실하게 관리해야 하는 책임과 의무가 있다. 따라서 공중화장실관리인은 관리하는 공중화장실의 기본 시설과 편의 시설물의 기능을 보전하고 이용자의 안전과 편의를 높이며 고장 난 부분은 원상복구하고 시간의 경과 또는 이용자의 사용 잘못에 따라 요구되는 보수, 교체, 보강 등을 실시하여야 한다.

또한 항상 청결상태를 유지해야 하고 악취가 나지 않도록 냄새관리와 먼지 등 실내 공기 청정도를 유지하기 위하여 실내 환기에 힘써야 한다. 뿐만 아니라 위생상의 문제가 발생하지 않도록 방역소독을 공중화장실법의 관리기준에 따라 실시하여 환경위생관리를 철저히 수행해야 하고 몰래 카메라 단속 등 성범죄 예방에 노력해야 한다.

또한 공중화장실 관리인은 공중화장실법에서 정하고 있는 비누, 화장지 등 비품(소모품 포함)을 충분하게 비치하고 부족분에 대해서는 항상 보충하도록 노력해야 한다.

결론적으로 공중화장실 관리인은 공중장실을 청결하고 위생적으로 관리하여 공중이용자로 하여금 생리적 욕구를 쾌적하고 편리하며 안전한 이용을 통하여 충족하게 함으로서 만족하게 해야 하는 책임과 의무가 있다.

뿐만 아니라 이용자의 불편사항을 접수하고 신속하게 해결해야 하며 이용자 만족도를 지속적으로 관리해야 하는 책임과 의무가 있다.

그러므로 공중화장실 관리인은 공중화장실 운영관리 업무와 시설관리 업무 및 환경위생관리 업무와 안전관리 업무 등에 대하여 이해하고 감독할 수 있는 능력을 구비해야 한다.

4 공중화장실관리인의 주요 업무

공중화장장실 관리인이 책임과 의무를 충실하게 수행하기 위해서는 다음과 같은 공중화장실관리 주요 업무를 이해하고 효율적으로 그리고 전문적으로 공중화장실을 관리해야 한다. 공중화장실관리인이 수행해야 하는 주요 업무는 다음과 같다.

1) 공중화장실 운영관리 업무

공중화장실 관리인의 주요업무에는 공중화장실 운영관리 업무가 있다. 불특정 다수가 이용하는 공중화장실은 사람의 생리적 배설 문제를 해결하는 장소로서 공공시설이다 따라서 공중화장실 기능과 역할을 수행할 수 있도록 시설을 유지하고 공중화장실을 운영 관리하여 공중화장실 이용에 필요한 시설관리 서비스와 환경위생관리 서비스 및 안전관리 서비스를 생산 제공해야 한다.

2) 공중화장실 관리 종사자 감독업무

공중화장실 관리인은 공중화장실 설치자를 대리하여 공중화장실 관리 종사자에 대하여 선량한 주의 의무를 다하여 공중화장실관리 종사자가 수행하는 공중화장실 관리 업무를 감독하여야 한다.

3) 공중화장실 운영 현황 보고 업무

공중화장실관리인은 정기적으로 공중화장실 설치자와 관할 행정청에 공중화장실 운영현황에 대하여 보고해야 하는 의무를 가지고 있다.

4) 공중화장실 기본 시설과 편의시설 및 기타 부대시설의 유지관리 업무

공중화장실 관리인은 공중화장실의 기본 시설과 편의 시설 및 기타 부대시설에 대하여 정상적으로 보존하고 기능이 장기적으로 유지할 수 있도록 점검, 보수, 정비, 개량, 교체, 보강 등의 유지관리업무를 수행해야 한다. 즉, 시간의 경과나 이용자의 잘못으로 고장 난 부분은 원상 복구하고 이용자의 편의와 안전을 높이기 위하여 정기적으로 점검 보수해야 한다.

5) 청소, 방역소독, 실내공기 질 관리 등 환경위생관리 업무

공중화장실 관리인은 공중화장실을 청결하고 위생적으로 유지하기 위하여 청소와 소독을 공중화장실법에 정하고 있는 그 이상으로 청소와 소독을 실시해야 하고 소음, 악취, 실내공기 질 관리를 철저히 실행해야 한다.

6) 도난방지, 화재예방, 성범죄 예방, 질서 유지 등 안전관리 업무

공중화장실 관리인은 도난방지, 성범죄 예방, 화재 예방 등 안전관리업무를 수행하여야 한다.

7) 공중화장실 이용자 불편사항 접수 처리 및 이용자 만족도 관리 업무

공중화장실은 사용 대가 없이 공중에게 이용 목적으로 제공하는 공공재(유로 공중화장실 제외)이므로 이용자의 만족 여부를 정기적으로 점검하고 이용자의 만족도가 항상 유지되도록 해야 한다.

5 공중화장실관리인의 자격 기준 필요조건

공중화장실이 되고자 하는 자는 일정한 자격을 가지고 있어야 한다. 공중화장실의 자격기준 필요조건은 다음과 같다.

① 위생교육을 이수한 자 이어야 한다. 공중화장실 위생교육은 공중화장실법에서 정하고 있는 법정 교육으로서 반드시 공중화장실 관리인으로 지정 받기 전 또는 지정 후 10일 이내에 공중화장실법에서 정하고 있는 위생교육을 이수한자 이어야 한다.

② 공중화장실법 제8조 제1항에 따라 공중화장실이 설치된 장소 또는 시설을 소유 관리하는 자로부터 해당 공중화장실 관리인으로 지정받은 자이어야 한다.

③ 공중화장실의 시설관리와 환경위생관리 및 안전관리 업무를 이해하고 총괄관리 능력을 가지고 있어야 한다.

④ 공중화장실 청소관리 또는 소독 및 시설관리 경력이 최소 5년 이상인 자이이어야 한다.

제2절 공중화장실 관리인의 역할

공중화장실관리인은 공중화장실 설치자로부터 설치한 공중화장실 설치자를 대리하여 총괄 관리하는 자 이므로 공중화장실 관리업무를 전반적으로 이해하고 관리 감독하여 이용자의 욕구에 부합하는 양질의 공중화장실 시설관리 서비스, 공중화장실 환경위생관리 서비스 공중화장실 안전관리 서비스 등을 생산하고 제공해야 한다.

즉, 공중화장실 시설관리 활동을 통하여 공중화장실 시설물 유지관리 서비스, 냉난방 서비스, 실내 공기 환기 서비스, 조명 서비스 용수 공급 및 배수 서비스 등을 공급하고 환경 위생관리 활동을 통하여 청소 서비스, 소독방역 서비스, 냄새관리 서비스 등을 생산 공급하며 안전관리 활동을 통하여 도난방지 서비스, 화재 예방 서비스, 성범죄 예방 서비스를 각각 제공하게 된다. 이 밖에도 공중화장실 관리인은 관리 조직을 구축하고 종사자를 선발 배치하며 운영관리 규칙을 제정하며 이용자 만족도 관리를 수행하는 등 매우 다양한 역할을 수행하고 있다 공중화장실 관리인의 역할을 정리하면 다음과 같다.

1 공중화장실 운영자 역할

공중화장실 관리인은 설치자의 지정에 의하여 공중화장실을 관리하는 자이므로 공중화장실 관리인은 공중화장실 운영자 역할을 수행해야 한다.

2 종사자 감독자 역할

공중화장실은 공중화장실 업무를 수행하는 종사자에 대하여 감독하는 위치에 있다. 따라서 공중화장실 관리인은 감녹자의 역할을 수행해야 한다.

3 보고자 역할

공중화장실 관리인은 정기적으로 공중화장실 설치자 및 관할 행정청에 공중화장실 운영현황에 대하여 보고해야 하는 책무가 있다. 따라서 공중화장실 관리인은 보고자 역할을 수행해야 한다.

4 이용자 만족도 지원 및 불편사항 개선자 역할

공중화장실 관리인은 공중화장실 이용자의 만족도 유지와 개선의 책임이 있다. 따라서 공중화장실 관리인은 공중화장실 이용자 만족도 지원역할을 수행해야 한다.

5 안전관리자 역할

공중화장실관리인은 관리하고 있는 공중화장실 내에서 도난방지, 화재 예방, 성범죄 예방 등의 사건사고가 발생하지 않도록 해야 한다. 따라서 공중화장실 관리인은 시설안전, 종사자 안전 및 이용자 안전관리자의 역할을 수행해야 한다.

6 대리인 유사 사무관리자 역할

공중화장실 관리인은 공중화장실 설치 자에 의하여 공중화장실 관리인으로 지정된 자이다. 따라서 설치자로부터 위임받은 대리권자는 아니나 대리자 유사 사무관리자 역할을 수행해야 한다.

7 공중화장실관리 업무 종사자 지원자 역할

공중화장실 관리인은 공중화장실 청소종사자와 소독 종사자 및 시설관리와 환경위생관리자, 그리고 안전관리 종사자의 업무가 효율적으로 수행될 수 있도록 지원하는 공중화장실 업무 종사자 지원자 역할을 수행해야 한다.

Chapter

05 공중화장실 시설관리

제1절 공중화장실 시설관리의 의의

1 공중화장실 시설관리의 개념

공중화장실 시설관리라 함은 공중화장실법에서 정하고 있는 공중화장실 시설물인 공중화장실기본시설과 편의시설 및 부대시설의 기능을 보전하고 이용자의 편의와 안전을 높이기 위하여 일상점검 정비하고 손상된 부분은 원상회복하며 사용자의 잘못 또는 시간의 경과에 따라 요구되는 보수, 개량, 교체, 정비, 보강 활동을 말한다.

2 공중화장실 시설관리의 법적 근거

공중화장실 관리인은 공중화장실 운영관리를 포함하여 공중화장실 시설유지관리와 수질관리를 포함한 환경위생관리 및 화재예방, 방범, 성범죄예방 등 공중화장실 안전관리 업무를 수행하여야 한다. 시설관리의 대상에는 공중화장실 기본시설과 편의시설 및 기타 부대시설 등이 있다.

공중화장실 시설관리 대상인 기본시설과 편의시설 및 부대시설은 공중화장실법 제7조와 제7조의 2, 공중화장실법 시행령 제6조 및 공중화장실법 시행규칙 제4조와 별지서식 공중화장실 등 관리현황 보고서, 서울시 강남구 공중화장실(시군구 조례와 유사함) 등의 설치 및 관리 조례 제5조에서 공중화장실 기본시설과 편의시설 및 기타 부대시설 설치기준에 대하여 규정하고 있다.

제2절 공중화장실 시설관리의 대상

공중화장실 시설관리 법적 근거에 따라 공중화장실 시설관리 대상의 종류를 분류하면 공중화장실 기본시설과 편의시설 및 기타 부대시설 등이 있다. 이를 구체적으로 정리하면 다음과 같다.

1 공중화장실 기본 시설

1) 남자화장실 기본 시설의 종류

① 대변기(일반, 어린이용, 장애인용)
② 소변기(일반, 어린이용, 장애인용)
③ 기저귀 교환대
④ 비상벨
⑤ 거울
⑥ 대변기 칸막이 및 출입문
⑦ 자동절수기/절수시설/절수용 탱크

2) 여자 화장실 기본시설의 종류

① 대변기(일반, 어린이용, 장애인용)
② 소변기(일반, 어린이용, 장애인용)
③ 기저귀 교환대
④ 비상벨
⑤ 거울
⑥ 여성위생 처리함
⑦ 대소변실 칸막이 및 출입문

2 공중화장실 편의 시설

① 세면시설(일반, 어린이용)
② 냉방시설
③ 난방시설
④ 환풍시설
⑤ 조명시설
⑥ 변기사용 중 인식장치
⑦ 에티켓벨(여성화장실)
⑧ 청소도구함(내부/외부)
⑨ 선반(대변기/소변기)
⑩ 손 건조기
⑪ 탈취제(방향제)

3 공중화장실 부대 시설

① 화단
② 쓰레기통(외부)
③ 공중화장실 안내간판
④ 휴식시설
⑤ 판매시설
⑥ 환경조화 화단
⑦ 실내 그림
⑧ 실내 화분
⑨ 남자화장실 소변기 칸막이 및 선반
⑩ 남 · 여 대변실 내 옷걸이 등

제3절 공중화장실 시설관리의 일반원칙

1 점검 · 보수 및 최적의 상태 유지

공중화장실 관리인은 위탁관리의 경우 위탁관리 회사 시설관리 소장 및 각 팀장과 협조하여 부속하고 있는 공중화장실 시설을 포함하여 관리 대상 시설물을 정기적으로 점검하고 정비 보수하여 항상 최적의 상태로 유지해야 한다.

그러나 자체운영관리의 경우에는 공중화장실관리인의 책임으로 공중화장실 시설을 포함하여 관리 대상 시설물을 정기적으로 점검하고, 정비 보수하여 항상 최적의 상태로 유지해야 한다.

2 에너지 효율화 및 만족도 유지

건축물 및 시설물 관리 책임자는 에너지 효율과 건물 사용만 만족도 양면을 함께 고려하여 에너지의 효율화와 사용자 만족도 양면을 모두 충족해야 한다.

3 시설관리 관계법령에 따른 실내공기질 관리

건축물 또는 시설물 관리 책임자는 관련 법령과 각종 규정이 정하는 범위 내에서 실내 온도, 습도, 소음, 악취, 실내공기 청정도 등을 관리해야 한다.

4 시설물 영업배상 책임보험 및 화재 보험 등 가입

시설관리로 인하여 발생할 수 있는 각종 위험을 제3자(손해보험사)에게 전가하기 위하여 건축물 또는 시설물의 소유자와 협의를 통하여 건축주 또는 시설물 소유자 등으로 하여금 화재 보험, 손해보험, 영업 배상 책임 보험 등에 가입하게 하여 시설관리 주체가 피보험자 지위를 확보하도록 해야 한다.

또한 시설관리 분야의 영업배상 보험은 시설관리 주체가 직접 가입하고 이를 관리해야 한다.

5 안전관리자 임명

시설관리 책임자는 현장 안전 관리자를 임명하고 현장 내의 위험을 사전 예방하게 해야 하며 안전사고가 발생하지 않도록 안전관리에 만전을 기해야 한다.

6 전문적 관리

현장 관리소장과 각 팀의 책임자는 선량한 관리자로서 주의 의무를 다해야 하며, 관리 대상 건축물 또는 시설물의 가치나 효용을 훼손하지 말아야 한다. 또한 예방적 조치를 강구하여 화장실을 포함한 각 종 건축 시설물의 기능을 보장하고 충분하게 발휘할 수 있도록 전문적으로 관리 하여 사용자로 하여금 그 사용에 있어서 만족하게 해야 한다.

7 점검계획 수립 및 점검 실시

자체운영관리의 경우 공중화장실 관리인은 위탁회사 관리소장의 협조를 받아 은 관리대상 건축시설물을 일정한 점검계획에 따라 점검하고 고장 난 부분은 건축주 또는 시설물 소유자에게 보고하고 승인받아 원상 복구하고 보수 정비하여야 한다.

그러나 위탁관리의 경우 위탁회사 관리소장은 중화장실 시설물을 포함하여 관리 대상 시설물을 정기적으로 점검하고 정비 보수하여 항상 최적의 상태로 유지해야 한다.

제4절 공중화장실 시설물의 점검 및 보수

1 점검 및 보수의 의의

위탁관리의 경우 위탁회사 각 팀장은 팀별 관리 대상 시설물에 대하여 점검 계획을 수립하고 이에 따라 일상점검 정기점검을 실시하고 점검결과를 점검 대장에 기록하고 유지해야 한다.

또한 점검 결과에 따라 시설관리 서비스 품질을 유지 보전에 필요한 경우 보수, 정비, 개량 교체 계획을 수립하고 건축주 또는 시설물 소유자의 승인을 받아 정비, 보수, 개량, 교체 작업을 실시해야 한다. 그리고 계절별로 요구되는 특별 점검 계획을 수립하고 예상되는 혹한, 혹서, 풍수해, 폭설 등에 대비하여 사전 점검을 실시하고 대비책을 미리 강구해 두어야 한다.

또한 위탁관리의 경우 건축팀장은 공중화장실 도장 상태를 매년 점검하고 도색작업을 실시해야 한다.

2 점검사항 및 점검 주기

공중화장실 일상 점검 공중화장실을 부속하고 있는 건축물의 건축물 내외장과 주요 설비의 일상 점검 주기와 공중화장실 기본시설과 편의 시설 및 비품의 점검 주기는 다음과 같다.

1) 공중화장실 부속 건축물의 외장 일상점검 사항 및 점검주기

〈표 9〉 공중화장실 부속 건축물의 외장 일상점검 사항 및 점검표

구 분	점검업무 세부 내용	점검 주기	
		일상	1개월
지붕 옥상 아스팔트 방수	배수로, 루프드레인 주변 막힘, 방수층 갈라 짐, 막힘		○
시트 방수	들뜸, 벗겨짐, 배수로 주변 오염		○
금속판 지붕	변형, 손상, 벗겨 짐, 탈락		○
출입구 및 철물류	변형, 손상, 도장 방청, 벗겨짐		○
외벽 콘크리트PC, ALC팬널	설치 상태		○
몰탈 도장	벗겨짐 갈라 짐		○
타일 종류	균열, 깨짐, 벗겨 짐		○
샤시, 유리	갈라 짐, 깨짐		○

2) 공중화장실 부속 건축물의 내장 일상점검 사항 및 점검주기

〈표 10〉 공중화장실 부속 건축물의 내장 일상점검 사상 및 점검표

구 분	점검업무 세부 내용	점검 주기	
		일상	1개월
배수로 트랩	설치 상태	○	
벽체 마감재	설치 상태	○	
대변실 탐막이 출입문	설치 상태	○	
창호 및 개구부	변형 작동 불량		○
목재 창호류	변형 사용 상태		○
비닐, 타일 바닥재	들뜸, 균열, 오염, 탈락, 쪼개짐, 마모		○
벽체 몰탈 도장	균열, 들뜸		○
벽체 도장	흠집, 들뜸, 오염, 변색		○
천정 마감재	오염, 처짐, 흠집, 변색	○	

3) 공중화장실 기본시설 일상점검 사항 및 점검 주기

〈표 11〉 공중화장실 기본시설 일상점검 사항 및 점검표

구 분	점검업무 세부 내용	점검 주기	
		일상	1개월
남여 대소변기	유지상태	○	
여성화장실 귀저기 교환대	유지상태	○	
세면대	유지상태	○	
거 울	유지상태	○	
비상벨	유지 및 기능상태	○	
대변실 칸막이	유지상태	○	

4) 공중화장실 편의시설 일상점검 사항 및 점검주기

〈표 12〉 공중화장실 편의시설 일상점검 사항 및 점검표

구 분	점검업무 세부 내용	점검 주기	
		일상	1개월
난방시설	성능 및 작동상태		○
	적정 온도 유지상태	○	
냉방시설	성능 및 작동상태		○
	적정 온도 유지상태	○	
세면시설	기능 및 유지상태	○	
음용수 공급 시설	기능 및 유지상태	○	
환풍시설	성능 및 작동상태		○
배수시설	기능 및 유지상태	○	

조명시설	기능 및 유지상태	○	
방송설비	기능 및 유지 상태		○
변기 종류 및 사용인식 장치	기능 및 유지상태	○	
에티켓벨(여성화장실)	기능 및 유지상태	○	
청소 도구함(내부, 외부)	기능 및 유지상태	○	
대소변기 선반	기능 및 유지상태	○	
손 건조기	기능 및 유지상태	○	
남여 화장실 인식 장치	기능 및 유지상태	○	
휴식시설	기능 및 유지상태	○	
판매시설	기능 및 유지상태	○	
환경조화 화단	기능 및 유지상태	○	
휴지통(변기 외부)	기능 및 유지상태	○	

5) 공중화장실 비품 일상점검 사항 및 점검 주기

〈표 13〉 공중화장실 비품 일상점검 사항 및 점검표

구 분	점검업무 세부 내용	점검 주기	
		일상	1개월
비누(물비누 포함)	비치 상태	○	
화장지(1회용 포함)	비치 상태	○	
샴 푸	비치 상태	○	
방향제(탈취제)	비치 상태	○	
손 소독제	비치 상태	○	

6) 환경위생 일상점검 사항 및 점검 주기

〈표 14〉 환경위생 일상점검 사항 및 점검표

구 분	점검업무 세부 내용	점검 주기	
		일상	1개월
청 소	청결 및 쓰레기, 정리 정돈 상태	○	
소 독	실시 여부 및 위생 상태	○	
소 음	소음 상태	○	
악취, 냄새	냄새 상태	○	
낙서, 광고물	낙서 상태, 공고물 부착 상태	○	
소변기, 대변기	청소 상태	○	
오 물		○	
배수구	기능 상태	○	
실내 공기환경	먼지, 온도, 습도 조도, 환기	○	
흡연 금지 안내문	부착 상태	○	

7) 안전관리 일상점검 사항 및 점검주기

〈표 15〉 안전관리 일상점검 사항 및 점검표

구 분	점검업무 세부 내용	점검 주기	
		일상	1개월
소화기	비치 및 관리 상태	○	
화재 피난 안내문	부착 상태	○	
도난방지 소지품 주의 경고문	부착 상태	○	
몰래 카매라	설치 여부	○	

제5절 공중화장실 각종 설비의 고장과 응급대책

1 급배수 및 위생설비 고장과 응급대책

〈표 16〉 급배수 및 위생설비 고장과 응급대책

항 목	고장 상태	응급 대책
위생 설비	대소변기 흐름 불량	고형물 원인인 경우 전기크리너로 압풀
	대변기에 물이 샐 때 (Low-Tank방식) (압력밸브 방식)	• 볼탭 패킹 마모 패킹 교체 • 볼탭 연결부위 조정 • 볼탭 이끼 청소 • 전문업자에게 수리 의뢰
	대변기 물이 없음	물탱크 내부 보조 급수관이 빠져있는 경우 보조 급수·관을 오버풀로우관에 끼워 넣음
	세면기 둘레 누수 대변기 Low-Tank 둘레 누수	• 패킹 교환 • 연결관과 지수관 접착면 조정
	세면기 배수 흐름 불량	볼탭을 빼내어 청소
	수세식 변기의 물 흐름 불량	• 지수전 조절 • 먼지제거 및 청소
급수	천정, 바닥, 벽 누수	급배수관 조사 후 물 사용 금지 및 보수조치
배수 통기	오수, 잡배수변에서 냄새	철체뚜껑과 弁(변)사이 이물질 제거 및 청소
	배수관 냄새	물을 흘러 보낸다
정화조	정화조 냄새	박테리아 정화능력 산기장치 등 점검 후 전문업자에게 의뢰
	정화조 오물 찌꺼기	청소 후 제거

2 환기설비 고장과 응급대책

〈표 17〉 환기설비 고장과 응급대책

항 목	고장상태	응급 대책
공기조화기	실내온도 분포 차이	흡출구의 공기 흡출방향 조절
	가습 불량	• 가습 노즐 점검 및 청소 • 가습기 작동상태 조절 • 가습기 고장 시 전문업자에 의뢰
	이상음 발생	전문업자에게 보수 의뢰
환풍기	작동 불량	• 전기 연결선 확인 • 원인 불명 시 전문업자에게 보수 의뢰

제6절 공중화장실 시설 안전관리자의 종류와 책무

1 시설 안전관리자의 종류

공중화장실을 부속하고 있는 건축물 또는 시설물의 관리소장은 건축물 또는 시설물의 성격과 규모 및 설비의 특성에 따라 관련법에서 정하고 있는 법정 안전관리자를 선임하고 공중화장실 설치 및 운영자와 관계기관에 보고하여야 한다.

① 산업안전보건법에 의한 안전관리자
② 소방법에 의한 안전관리자(소방기술자/방화관리자) 및 위험물 취급자
③ 고압가스안전관리법에 의한 안전관리 책임자
④ 수도법에 의한 수도시설관리자
⑤ 전기사업법에 의한 전기안전관리 담당자
⑥ 승기기 제조 및 관리법에 의한 자체 검사자
⑦ 폐기물관리법에 의한 기술관리인
⑧ 에너지이용합리화법에 의한 에너지관리자 및 검사대상기기 조정자
⑨ 관련법의 제정 및 개정으로 인하여 신규로 요구되는 시설물 안전 관리자

2 시설안전 관리자의 책무

① 시설물 안전관리 계획의 작성
② 시설물 안전사고 예방 보수 및 정비 계획의 수립
③ 시설물의 정기 또는 수시 안전 검사
④ 시설물 방화계획 수립 및 자위 소방대 구축
⑤ 시설물 안전관리 업무의 수행
⑥ 시설물 위험관리 및 안전사고 예방 조치
⑦ 안전관리자의 고의 또는 중대한 과실에 의한 안전사고 피해 보상 책임
⑧ 안전관리교육 계획 수립 및 실시
⑨ 시설물 개보수 또는 인테리어 공사 시 안전관리 감독
⑩ 안전사고 예방 시설의 설치 건의 및 설치
⑪ 안전사고 발생 시 사고 수습 및 원상복구
⑫ 안전사고 경위 조사 및 보고
⑬ 피해보상 보험 가입 및 관리
⑭ 시설물 안전사고 피해 보상 처리
⑮ 기타 시설물 안전관리에 관한 사항

제7절 건축 시설물 법정검사

1 법정검사의 의의

시설물의 법정 검사라 함은 시설관리 관계법령에 따라 의무적으로 받아야 하는 검사를 말한다.

2 법정검사의 종류

공중화장실 관리인은 시설물의 법정 검사를 건축물 또는 시설물 소유자의 비용으로 수검하고 그 결과를 공중화장실 설치 및 운영자와 관리소장에게 각각 보고해야 한다.

관련법에 따라 검사를 받아야 하는 검사의 종류는 다음과 같다.

〈표 18〉 법정검사의 종류

법정검사의 종류	주 기	관계법령	관련 조문
건축물정기 안전점검	A · B · C등급 반기에 1회이상(1, 2종시설물)	시설물의 안전 및 유지관리에 관한 특별법 시행령	제8조 제2항 제10조 제1항 제28조 제2항
	D · E등급 1년에 3회이상(1,2종시실물)		

<table>
<tr><td rowspan="3">건축물정밀
안전점검</td><td>4년/1회이상(A등건축물)</td><td>3년/1회이상
(A등급건축물 외 시설물)</td><td rowspan="3">시설물의 안전 및
유지관리에 관한
특별법 시행령</td><td rowspan="3">제8조 제2항
제10조 제1항
제28조 제2항</td></tr>
<tr><td>3년/1회이상(B · C등 건물)</td><td>2년/1회이상
(B · C등급건축물 외 시설물)</td></tr>
<tr><td>2년/ 1회이상(D · E등급 건축물)</td><td>1년/ 1회이상
(D · E등급건축물 외 시설물)</td></tr>
<tr><td rowspan="3">건축물정밀
안전진단</td><td colspan="2">A등급 6년에 1회이상
(1, 2종시설물)</td><td rowspan="3">시설물의 안전 및
유지관리에 관한
특별법 시행령</td><td rowspan="3">제8조 제2항
제10조 제1항
제28조 제2항</td></tr>
<tr><td colspan="2">B · C등급 5년/1회이상
(1, 2종시설물)</td></tr>
<tr><td colspan="2">D · E등급 4년/1회이상
(1, 2종시설물)</td></tr>
<tr><td>건축물
성능평가</td><td colspan="2">5년/1회 이상</td><td>시설물의 안전 및
유지관리에 관한
특별법 시행령</td><td>제8조 제2항
제10조 제1항
제28조 제2항</td></tr>
<tr><td>소방시설 등의
작동기능점검
종합정밀점검</td><td colspan="2">연/1회 이상</td><td>화재예방, 소방시설의
설치 유지 및
안전관리에 관한 법률
시행규칙</td><td>제18조 1항</td></tr>
<tr><td>특정가스
정기점검</td><td colspan="2">1회/년</td><td>도시가스법 시행규칙</td><td>제25조 3항</td></tr>
<tr><td>냉동제조 시설
정기검사</td><td colspan="2">1회/2년</td><td>고압가스 안전관리법
시행규칙</td><td>제30조 2항</td></tr>
<tr><td>냉동제조 시설
수시검사</td><td colspan="2">허가관청 또는 신고관청이 가스로 인한 사고의 예방이나 그 밖에 가스안전을 위해서 필요하다고 인정하는 때</td><td>고압가스 안전관리법
시행규칙</td><td>제31조 1항</td></tr>
<tr><td>급수관의
상태검사</td><td colspan="2">1회/2년</td><td>수도법 시행규칙</td><td>제23조 1항</td></tr>
<tr><td>공공하수도 운영 · 관리 실태점검</td><td colspan="2">1회/년</td><td>하수도법</td><td>제69조의2 3항</td></tr>
<tr><td>실내공기 질 측정
(미세먼지 PM-10, PM-2.5, 이산화탄소, 폼알데하이드, 총부유세균, 일산화탄소)</td><td colspan="2">1회/년</td><td>실내공기질 관리법
시행규칙</td><td>제11조 3항</td></tr>
</table>

실내공기 질 측정(이산화질소, 라돈, 총휘발성 유기화합물, 곰팡이)	1회/2년	실내공기질 관리법 시행규칙	제11조 3항
전기, 발전기 정기검사	1회/2~4년	전기사업법 시행규칙	제32조 1항
승강기 정기검사	1회/2년	승강기 안전관리법	제32조 1항
승강기 정밀 안전검사	1회/3년	승강기 안전관리법	제32조 3항
주차설비(기계식) 정기검사	1회/2년	주차장법	제19조의 9항

제8절 공중화장실 시설관리 서비스

공중화장실을 부속하고 있는 건축물 또는 시설의 사용자가 최적의 상태에서 쾌적하고 편리하며 안전하게 사용하는데 요구되는 시설관리 서비스의 종류와 내용은 다음과 같다.

1 냉난방 서비스

① 냉난방 시설의 운영은 계절별 기후 조건에 따라 실내온도의 유지는 정부권장 난방 상한 18℃와 냉방 상한 26℃이나 사용자의 쾌적한 실내 공간 사용

을 위하여 적절하게 조정하여 운영할 수 있다.

② 냉난방 실시 기간은 다음과 같다.

- 냉방 기간 6월~9월(외기 온도 25℃ 이상)
- 난방기간 11월~3월 (외기 온도 10℃ 이하)

③ 냉난방 운영시간은 다음과 같다.

- 사무실(평일) : 오전 08:00부터 오후 06:00까지
- 사무실(휴일) : 건축물 또는 시설물 소유자의 요청에 운영한다.
- 공중화장실 : 평일 및 휴일 불문하고 24시간 운영한다.

④ 냉난방 공급 시간과 운영기준을 자체적으로 수립하고 정상적으로 유지한다.

⑤ 냉난방 서비스 품질 기준을 유지해야 한다.

⑥ 냉난방 공급 서비스에 대하여 기록하고 유지한다.

2 위생 및 급수공급 서비스

① 급수는 24시간 공급을 원칙으로 한다.

② 온수는 사무실 평일 기준으로 근무 시간대에 공급하되 공중화장실은 24시간 공급을 원칙으로 한다. 단수 등의 사정으로 급수공급을 중단할 때에는 사용자에게 미리 고지해야 한다.

③ 화장실의 위생설비가 정상적으로 작동되고 청결상태가 유지되도록 계획을 수립하고 점검해야 하며 고장방지에 노력해야 한다.

3 전열 및 조명 서비스

① 전기는 공중화장실 사무실 등을 포함하여 24시간 공급을 원칙으로 한다.
② 사무실용도 조명은 근무 시간외는 소등하여야 한다.
③ 공중화장실 조명은 24시간 공급하여야 한다.
④ 전열 조명 설비는 항시 점등 또는 소등할 수 있어야 하며 비상상황일 때에도 관련법에서 규정하고 있는 바와 같이 공급해야 한다.

4 방재 서비스

시설물 안전 관리자는 공중화장실을 포함하여 각 시설의 안전을 확보하기 위하여 소방 시설 및 소화기 등을 점검하고 이상이 있는 경우 즉시 수리하여 정상적으로 작동하도록 조치해야 하며 안전사고를 예방하기 위하여 각종 시설물의 위험을 예방적 차원에서 관리하여야 한다.

5 공용시설 관리 서비스

① 건축물의 로비, 복도, 화장실, 승강기, 계단, 출입문 등 공동의 안전과 편의

를 위해 공용의 시설을 정상적으로 이용할 수 있도록 관리해야 한다.

② 소방법 및 건축법 등에서 규정하고 있는 기준을 준수하고 용도대로 사용할 수 있도록 운영기준을 수립하여 안전하게 관리해야 한다.

③ 각 공용시설의 공중화장실 안내 그림표지, 엘리베이터 안내표지 등 공공시설 안내 그림 표지는 KS A 0901(공공안내 그림 표지판) 기준에 따라 부착하고 관리해야한다.

6 실내 환경유지 서비스

① 위탁관리의 경우 기계팀에서는 환경위생관리 규정에 따라 공중화장실의 온도, 습도, 조도, 기류, 청정도 등을 정상적으로 유지하여 사용자가 쾌적하게 사용할 수 있도록 노력해야 한다.

② 공중화장실 실내 환경유지를 위하여 실내공기 질 측정 등을 실시하고 기록하여 유지한다.

③ 공중화장실 실내 환경 시설을 정기적으로 점검하고 유지 보수한다.

Chapter

06

공중화장실 수질오염관리 및 위생관리

제1절 공중화장실 수질오염관리

제2절 공중화장실 위생관리

제3절 건물 일반청소의 이론적 배경

제4절 공중화장실 청소관리

제5절 공중화장실 방역소독관리

제1절 공중화장실 수질오염관리

1 공중화장실 수질오염관리의 의의

공중화장실 이용자의 대소변 처리나 세면 및 청소는 물을 사용하여 이루어지고 있다. 따라서 공중화장실에는 생활 폐수가 발생하기 쉬운 장소로서 위해물질이 유입되어 수질을 악화 시키고, 사람의 건강이나 환경에 피해를 줄 수 있어 공중화장실에서 사용하는 물의 관리가 매우 중요한 공중화장실 관리의 과제가 된다.

수질오염관리라 함은 공중화장실에서 사용하는 물에 대소변 처리 과정이나 세면 또는 청소과정에서 발생하는 생활폐수를 정화처리 없이 방류하여 사람의 건강이나 주변 토양을 오염시키는 것을 방지하는 활동을 말한다.

특히 공중화장실의 경우 세면대 4기 이상이 설치되어 있는 공중화장실의 경우, 사용한 물을 중수도 과정을 거쳐 재사용해야하기 때문에 재사용되는 물의 수질관리 또한 매우 중요한 공중화장실관리의 과제가 된다.

따라서 공중화장실의 수질오염관리란 대소변 처리나 세면 및 청소작업에 사용된 물을 오물 및 폐수처리 시설 등을 통해 배출되는 과정에서 오염물질을 제거, 정화하여 사람의 건강 또는 환경오염을 방지하는 활동으로 정의할 수 있다.

2 공중화장실 수질오염관리의 책임 범위

공중화장실이 설치되어 있는 건물의 경우에는 상수에서 저수조까지는 공급자

(수도사업소)가 책임지나 저수자로부터 각 사용자에게 공급되는 과정까지의 수질에 대해서는 관리 주체가 책임을 부담하게 된다. 그러므로 저수조와 배관, 옥상 물탱크 등 급수 시설을 항상 청결하게 위생적으로 유지 관리하는 것이 수질 오염방지책의 하나라 할 수 있다.

3 공중화장실 수질오염원의 종류

공중화장실에서 사용하는 물은 급수와 배수과정에서 오염원이 침투하거 섞여 들어가 오염되기 쉽다.

급수과정에서의 오염은 저수조의 청소와 소독을 정기적으로 실시하지 않거나 배수관리 노후화되어 있는 경우에는 오염원이 쉽게 침투할 수 있으며 사용한 물을 정화의 과정을 거치지 아니하거나 청소 후 모인 폐수를 충분한 물로 희석하지 아니하고 방류하는 경우에는 수질 오염과 토양 오염이 원인이 된다. 정부가 물환경보전법을 통하여 규정하고 있는 수질오염물질은 다음과 같다.

1) 구리와 그 화합물
2) 납과 그 화합물
3) 니켈과 그 화합물
4) 총 대장균군
5) 망간과 그 화합물
6) 바륨화합물
7) 부유물질
8) 비소와 그 화합물
9) 산과 알칼리류
10) 색소
11) 세제류
12) 셀레늄과 그 화합물
13) 수은과 그 화합물
14) 시안화합물
15) 아연과 그 화합물
16) 염소화합물
17) 유기물질
18) 유류(동 · 식물성을 포함)
19) 인화합물
20) 주석과 그 화합물
21) 질소화합물
22) 철과 그 화합물

23) 카드뮴과 그 화합물
24) 크롬과 그 화합물
25) 불소화합물
26) 페놀류
27) 페놀
28) 펜타클로로페놀
29) 황과 그 화합물
30) 유기인 화합물
31) 6가크롬 화합물
32) 테트라클로로에틸렌
33) 트리클로로에틸렌
34) 폴리클로리네이티드바이페닐
35) 벤젠
36) 사염화탄소
37) 디클로로메탄
38) 1, 1-디클로로에틸렌
39) 1, 2-디클로로에탄
40) 클로로포름
41) 생태독성물질(물벼룩에 대한 독성을 나타내는 물질만 해당한다)
42) 1,4-다이옥산
43) 디에틸헥실프탈레이트(DEHP)
44) 염화비닐
45) 아크릴로니트릴
46) 브로모포름
47) 퍼클로레이트
48) 아크릴아미드
49) 나프탈렌
50) 폼알데하이드
51) 에피클로로하이드린
52) 톨루엔
53) 자일렌
54) 스티렌
55) 비스(2-에틸헥실)아디페이트
56) 안티몬
57) 과불화옥탄산(PFOA)
58) 과불화옥탄술폰산(PFOS)
59) 과불화헥산술폰산(PFHxS)

4 공중화장실 수질오염관리 방법

특히 저수조에 빗물이 스며들지 않도록 해야 하며 정기적인 청소와 소독이 필수적이다. 배수과정에서 수질 오염을 관리하기 위해서는 세면과정과 청소과정에서 강 알카리성 약품을 과다하게 사용하지 말아야 한다. 특히 세면내 4기 이상의 공중화장실의 경우 사용한 물을 중수하여 재사용하는 경우에는 수질 검사를 실시하고 수질 기준에 부합하는 물만 재사용해야 한다. 공중화장실 수질오염관리의 방법은 대체로 다음과 같다.

1) 정기적 저수조 및 옥상 물탱크의 정기적 청소와 소독 실시
2) 공중화장실 대소변 처리용 물의 정화 처리 및 방류
3) 청소 후 발생한 폐수는 반드시 10배의 물로 희석하여 배수구에 방류
4) 사용 후 중수 처리하여 사용할 물은 수질 검사 할 것
5) 급수설비의 노후 상태를 정기적으로 점검
6) 배수구의 정기적인 청소와 소독 실시
7) 수질 오염 물질 침투 장지
8) 과도한 청소약품(세제 포함) 사용하지 말 것

제2절 공중화장실 위생관리

1 위생관리의 의의

공중화장실 위생관리(Public Toilet Sanitation Management)라 함은 바이러스 박테리아, 병균이나 건강을 해치는 파리모기 등 해충을 박멸하거나 청소를 통한 청결 유지로 공중화장실을 이용하는 사람에게 생명 건강을 보호하는 활동을 말한다. 또한 공중화장실 환경위생관리라 함은 화장실을 둘러싸고 있는 오

물, 오수, 수질오염을 관리하여 쾌적하게 화장실을 이용하는데 필요한 활동을 말한다.

또한 공중화장실 환경위생관리라 함은 공중화장실 이용자를 보호하기 위하여 각종 질병이나 전염병을 예방하고 질병을 매개하는 해충의 구서와 소독 및 먼지의 청소를 실시하여 건물내외를 위생적 환경으로 조성하는 서비스 또는 청소와 소독 및 실내 환경관리를 통하여 사람의 건강 유지나 증강을 위하여 질병을 예방하는 청소와 소독 및 실내 공기 질 관리 등을 말한다.

소독의 의미는 전염병이 퍼지는 것을 예방하기 위하여 병원균 및 미생물의 생활을 파괴, 멸살시켜 증식력을 억제하는 살균법 또는 물건에 묻어 있는 병원균을 약품, 열, 빛 따위로 죽이는 일을 말하고 청소의 의미는 깨끗이 쓸고 닦음 또는 먼지, 쓰레기, 오물, 더러운 때 등을 수거하고 제거하여 건물 내외의 청결을 유지하는 활동을 말한다. 공중화장실 환경 위생관리 활동 중 중요한 활동에는 청소 방역소독 및 수질 오염관리 활동 등이 있다. 이 장에는 공중화장실 환경위생에 절대적으로 영향을 미치는 청소와 소독 및 수질오염관리에 대하여 설명하기로 한다.

2 위생관리 업무의 종류

공중화장실 위생관리 주요업무에는 다음과 같이 청소업무와 방역소독 업무 등이 있다.

1) 공중화장실 청소 업무
2) 공중화장실 방역소독 업무

제3절 건물 일반청소의 이론적 배경

1 일반청소 개념의 정의

공중화장실 청소의 이론과 실무를 이해하고 수행하기 위해서는 일반청소 개념부터 이해할 필요가 있다. 왜냐 하면 청소의 일반 개념의 이론이 공중화장실 청소의 기초가 되기 때문이다 따라 이 절에서는 일반 청소 개념부터 설명하기로 한다.

청소의 사전적 정의는 '깨끗이 쓸고 닦음, 또는 더러운 것을 없애어 깨끗이 함'으로 정의하고 있다. 또한 청소의 개념에는 전통적 청소개념과 현대적 청소개념이 있다. 전자는 쓰레기, 때, 먼지 등의 오염원을 제거하거나 주변 환경을 정리정돈하는 환경위생관리 개념의 청소를 말하고, 후자는 전통적 청소개념에다가 청소대상 건축마감재의 색상과 기능 및 물리적 내용연수를 장기적으로 유지 보존하는 건축마감재 유지관리 청소개념을 통합한 광의의 청소개념을 말한다.

학문적으로 청소개념을 건물의 내 외부를 더럽히는 먼지, 오물, 때, 쓰레기 등의 오염원의 예방과 제거 및 정리정돈 그리고 건물 내외부의 미관성과 청결성 및 보건위생성의 유지 및 개량과 건물마감재의 색상과 기능의 장기화를 목적으로 하는 건물환경 위생관리 활동과 건축마감재 유지관리 작업(Building Cleaning and Maintenance)으로 정의하고 있다.

또한 종전의 청소개념은 전통적 청소개념으로서 단순히 오염원의 예방과 제거 및 정리정돈 중심의 청소개념이었으나, 오늘날의 청소개념은 건축물마감재의 기능과 색상을 장기적으로 유지 보존하는데 청소의 중심을 두고 있는 건축마감재 유지관리(Building Maintenance)청소개념으로 변화되고 있음으로 전통적 청소개념에

다가 현대적 청소개념을 통합한 청소개념으로 이해하고 있다. 한국산업인력공단, 환경미화(국가직무능력표준, NCS)의 청소개념을 살펴보면 2017년도에 한국산업인력공단에서 청소의 교육교재로 발간한 '환경미화(대표집필자 : 김일효)'에서는 청소개념을 환경미화와 동일 개념으로 이해하고 인식하고 다음과 같이 청소개념을 정의하고 있다.

환경미화(청소)란 '건축시설물의 청결 유지, 마감재의 내구연한 증대, 쾌적한 환경조성, 보건위생향상을 위하여 청소계획의 수립, 청소활동, 성과측정 평가, 사후관리를 수행 하는 일'로 정의하고 있다.

뿐만 아니라 국가기술표준원, 건축물클리닝 서비스 산업표준(KS S-1012)에서 청소개념을 '더럽거나 어지러운 것을 장비, 약품을 이용하여 흡착, 탈색 등의 방법으로 깨끗하게 하는 행위나 작업'으로 정의하고 있다.

2 청소의 가치

價値(가치)의 사전적 의미는 어떤 사물이 지니고 있는 의의나 중요성을 말한다. 의의(意義) 의미는 어떤 일정한 사실이 지닌 중요성이나 가치를 말하고 중요성(重要性)은 소중함을 의미한다. 이를 종합하여 가치를 정의하면 어떤 일정한 사실이 가지고 있는 중요성과 소중함을 의미한다.

청소에도 이와 같은 소중함과 중요함이 존재하는바 이를 청소의 가치라 한다. 청소의 가치가 인정되는 이유는 청소는 주변 환경을 청결하고 깨끗하게 하고 위생적으로 처리하여 청결하고 깨끗한 환경을 유지하여 사람의 생명과 건강을 보호하고 사람의 마음을 깨끗하며 평온하게 하고 기분을 좋게 하여 쾌적한 생활을 보장하며 수명을 연장에 기여하고 사회를 밝고 명랑하게 만들어 사회적 범죄를 줄여주는 역할도 하게 된다. 뿐만 아니라 청소는 경제측면에서 사용과 이용 수요 및 매입 수요를 승대시켜 임대 소득과 매출을 증가시키고 지속적으로 제고하게 하며 양도차익을 실현시키며 청소대상 건축물의 자산의 경제적 가치를 높여주는 역할을 담당하고 있다. 또한 청소는 건물사용자의 업무 생산성을 높이고 쾌적하게 하며 안전사고를 예방하여 인적 물적 피해를 경감시키는 작용을 담당하기도 한다.

또한 사람이 청소를 스스로 함으로서 근면성과 인내심 및 협동심 등을 길러 인성을 좋게 하고 정리정돈을 통하여 효율적으로 생활을 유지하도록 한다. 뿐만 아니라 청소의 대상인 미세먼지와 초미세먼지는 사람을 사망하게 하거나 병들게 하며 사회경제적으로 피해를 가중시킬 뿐만 아니라 환경을 오염시키고 동물과 식물 등 생태계에도 악영향을 주고 있어 사람의 생존 위협은 물론 동식물의 생존에도 위협이 되고 있다.

이와 같은 환경오염원을 제거하고 방지하는 청소는 외견상 아무나 누구나 언제라도 할 수 있는 단순하고 귀찮은 일 정도로 치부하기 쉬우나 사실상 청소는 과학이고 기술이며 대단히 가치 있는 일이기 때문에 아무나 누구나 언제든지 할 수 있는 일이 아니며 청소를 통하여 나를 돕고 남을 동시에 도우며 함께 살아가는 명랑하고 쾌적하며 범죄 없는 사회 건설에 이바지 하는 청소의 철학을 가지고 있어 청소야 말로 의미 있고 중요하며 소중한 가치를 지니고 있다.

따라서 청소교육 강사는 청소의 가치를 가슴으로 받아들이고 인정하여 스스로 청소의 가치를 실천해야 하며, 청소교육을 시작하는 첫날 1교시에 청소의 가치를 교육하여 청소교육 수강자들이 모두 청소의 가치를 신념으로 받아드리도록 교육해야 한다. 왜냐하면 청소의 가치를 모르는 청소 수강자는 청소교육 수료 후에 가치 없는 청소활동을 통하여 청소를 하나의 밥벌이 수단으로 전락시킬 수 있기 때문이다.

청소종사자는 청소의 가치를 인정하고 실현하는 과정에서 자연스럽게 경제적 이익을 얻게 되므로 청소종사자 누구라도 청소의 가치를 먼저 인정한 후에 개인차원이나 기업차원에서 청소활동을 수행하여 나와 남을 동시에 돕는 아름다운 사람으로 다시 태어나고 아름다운 사회 건설에 이바지해야 한다.

왜냐하면 청소는 개인이나 가정을 살리고 사회를 아름답게 변화시키며 국가의 환경을 깨끗하게 하여 나라의 품격을 높이고 나라의 이미지를 좋게 하여 외국에서 우리나라 사람과 상품이 대접받는 세상을 만들기 때문이다.

3 청소의 목적과 필요성

청소의 목적이란 청소대상인 건물의 청소작업을 통하여 얻고자 하거나 도달하고자 하는 것으로서 이에는 1차 목적과 2차 목적이 있다.

청소의 1차적 목적은 청소를 통하여 건물사용자들에게 직접 영향을 주기 위한 목적으로서 다음과 같은 목적이 있다.

① 오염원 제거를 통하여 청소대상 건물 내 외부의 청결상태를 유지하고 개선한다.

② 청소활동을 통하여 청결성 서비스, 미관성 서비스, 쾌적성 서비스, 보건성 서비스와 위생성 서비스의 생산을 통하여 건물의 사용과 이용 만족을 지원한다.

청소의 2차적 목적은 1차적 청소의 목적 실현을 통하여 건물사용자에게 간접적으로 영향을 주기 위한 목적으로서 이에는 다음과 같은 목적이 있다.

① 청소대상 건물 마감재의 색상과 기능 및 물리적 내구성을 장기화한다.

② 사용가치와 경제 가치를 향상시켜 종국적으로 자산 가치 제고에 긍정적으로 작용하게 한다.

③ 쾌적성 서비스를 통하여 건물 사용자의 업무 성과를 향상시킨다.

④ 정리 정돈을 통하여 안전과 편의를 높이고 범죄를 예방한다.

⑤ 건물사용자의 생명과 건강을 보호한다.

청소의 필요성을 요약 정리하면 다음과 같다.

① 화장실을 포함한 공중건물의 바람직한 소유와 사용 및 수익을 위하여 청소가 필요하다. 건물의 청소는 건물을 소유하거나 사용 또는 수익하기 위해서

는 소유와 사용 또는 수익하는 건물의 내부와 외부가 청결해야 하고 깨끗해야 하며 쾌적하고 보건 위생적 환경이 유지되어야 한다. 이를 위하여 건물의 내 외부에 존재하는 먼지나 쓰레기, 때 등의 오염원을 제거하고 주변을 정리 정돈해야 한다. 따라서 바람직한 건물의 소유와 사용 및 수익을 위하여 청소가 일상적으로 필요하다.

② 청소대상 화장실 등 건축물 마감재의 색상 및 기능의 장기적 유지와 물리적 내용연수 장기화를 위하여 청소가 필요하다. 건물의 청소는 건축 마감재의 표면에 부착하여 마모, 변질, 색상 변조, 물질 해체 등의 부정적 작용을 하므로 이를 사전에 제거해 줌으로서 청소대상 건축 마감재의 기능과 색상 및 물리적 내구연함을 장기화할 수 있다. 이를 위하여 청소가 필요하다.

③ 화장실 등 건축시설물의 보건 위생수준의 유지 및 건물 사용자 및 이용자 생명 건강 보호를 위하여 청소가 필요하다. 청소는 먼지나 오염원 쓰레기 등을 수거하거나 제거하여 환경을 깨끗하게 유지해 줌으로서 각종 병충해와 병원균, 바이러스 박테리아를 박멸 제거해 줌으로서 보건 위생적 환경을 조성하고 유지하여 건물의 사용과 수익하는 사람의 생명과 건강을 보호하고 장수함으로 청소가 일상적으로 필요하다.

④ 쾌적한 공중화장실의 내부 환경의 보건성과 위생성 및 미관성과 청결성 및 건물의 사무환경 조성에 의한 건물사용자 업무 생산성 향상을 지원을 위하여 청소가 필요하다. 청소는 사무 공간을 포함하여 복도 화장실 등 공간을 청결하고 깨끗하게 하므로 건물사용자의 주관적 기분을 좋게 하여 담당하는 업무를 기분 좋은 상태에서 수행함으로서 업무의 생산성을 향상 시킬 수 있다. 따라서 건물사용자의 업무 향을 지원해 주기 위하여 청소가 필요하다.

⑤ 화장실을 포함한 건물의 사용가치 제고 및 건물의 경제적 가치의 보존과 유지 및 개량을 위하여 청소가 필요하다.

⑥ 화장실 등 건물 내 공용시설의 쾌적하고 편리한 이용 및 정리정돈에 의한 안전사고 예방과 인적 물적 피해방지를 위하여 청소가 필요하다. 청소는 공

용시설을 깨끗하고 청결하게 유지해 줌으로서 이용자의 이용도를 높이고 정리 정돈을 통하여 위험을 줄여 안전사고를 사전에 예방해 줌으로서 인적 물적 피해를 방지하게 한다. 따라서 청소가 필요하다.

⑦ 밝고 깨끗한 도시 및 사회의 구현과 국가의 이미지와 나라의 품격을 제고하기 위하여 청소가 필요하다. 청소는 주택이나 빌딩을 포함하여 아파트나 단지, 길거리나 골목, 광장이나 공원, 유원지나 바닷가, 교통시설과 체육 시설 등 사람이 사는 주변이나 공간 또는 환경을 망라하고 청소가 접목되면 청결하고 깨끗하며 보건 위생적인 환경과 주변 및 공간으로 변화한다. 이를 이용하는 내국인에게는 밝고 깨끗한 사회가 구현되며 외국인에게는 국가의 이미지를 좋게 할 뿐만 아니라 방문 국가의 국격을 높이는 계기가 된다. 세계 여러 나라 중 싱가포르를 여행해 본 사람은 싱가포르 길거리 환경의 청결이 그 나라의 이미지와 국격에 얼마나 영향을 미치고 있는지에 대하여 인식했을 것이다.

4 청소의 특성

청소는 건물의 유지관리행위의 하나로서 건물의 환경미화관리 영역과 환경위생관리 영역의 업무가 청소종사자인 사람과 청소장비 및 청소약품 등이 상호작용하고 조화하여 복합적으로 이루어진다. 그러므로 과학에 의하여 생산된 청소장비와 약품을 사용하여 청소하게 되고 청소대상 건축 마감재의 종류와 특성에 적합한 청소방법을 사용하여 기술적으로 청소해야 함으로 청소는 다음과 같은 특별한 성질을 가지고 있다.

1) 청소기술의 과학성

과학의 사전적 의미는 어떤 영역의 대상을 객관적인 방법으로 계통적으로 연구하는 활동 또는 그 성과의 내용을 말한다. 청소는 청소대상에 대하여 객관적 방법으로 계통적으로 연구해야하는 활동이 요구되고 청소기술 역시 그러하며 청소약품과 청소장비 또한 그러하다. 그러므로 청소는 과학성을 가지고 있는 작업분야이다.

청소의 과학성이라 함은 청소작업을 수행함에 있어 과학적 원리와 과학적 기술에 의하여 수행해야 하고, 과학적 기술에 의하여 제작된 청소장비를 사용해야 하며, 청소약품과 세재를 활용해야만 비로소 청소의 목적을 효과적으로 달성할 수 있다.

종전의 일반 건물에서는 전통적 청소개념을 적용하여 단순히 청소종사자에 의한 노동력과 기능만으로 간단한 청소도구를 이용하여 바닥을 닦고 쓸며 먼지나 쓰레기를 제거하여 배출하고 정리·정돈하는 것으로 청소의 목적을 달성할 수 있었으나, 현대 건물의 특성상 청소대상 건축마감재의 종류의 다양화와 특성화로 단순한 청소노동력과 기능만으로는 현대건물의 마감재를 청소하는 경우 마감재의 손상이 우려되고 색상이 변질될 수 있기 때문에 전통적 청소방법으로는 도저히 청소의 목적을 완전하게 달성할 수 없다. 따라서 과학적 원리와 기술에 의하여 청소해야 함으로 현대건물의 청소는 과학성을 가지고 있다.

2) 청소작업의 기술성

기술의 사전적 의미는 어떤 일을 능률적이고 정확하게 처리해 내는 솜씨를 말한다. 또한 청소는 과학지식을 생산, 가공, 활동에 응용하는 방법이나 수단을 말한다. 따라서 청소는 과학이다. 왜냐하면 청소작업을 능률적으로 정확하게 처리하는 솜씨가 요구되는 분야이고 과학의 지식이 청소작업에 응용되어야 하는 분야이기 때문이다.

현대건물의 청소는 과학적 청소장비와 청소약품을 사용하여 청소해야 한다.

따라서 청소장비 사용 기술과 청소약품 사용 기술 및 청소작업상 요구되는 청소기술이 필요하다. 또한 현대 건물의 청소는 마감재의 종류와 특성 파악이 기술적으로 요구된다. 따라서 청소는 청소기술 없이는 단순한 노동력이나 기능만으로 는 청소작업수행이 불가능하다. 따라서 청소는 기술성을 가지고 있다.

3) 청소작업 복합요소의 상호의존성

건물청소는 청소종사의 인력과 청소장비 및 청소약품 등에 의하여 복합적 요소의 상호의존성에 의하여 이루어진다. 따라서 청소는 복합요소의 상호의존성을 가지고 있다. 종전의 전통적 청소는 단순히 청소하는 사람이 간단한 청소도구를 활용하여 쓸고, 닦고, 치우며, 정리 정돈함으로서 청소의 효과를 얻을 수 있었으나 현대개념의 청소는 청소 인력과 청소장비 및 청소 약품이 상호의존하고 상호 작용하며 조화해야만 비로소 청소의 효와를 얻을 수 있다. 따라서 청소는 복합요소의 상호 의존성을 가지고 있다.

4) 청소작업의 위험성

청소는 위험한 청소장비와 청소약품을 사용하여 청소작업을 수행해야 함으로 장비 위험과 약품 세제 위험 및 작업 위험 등의 위험성을 가지고 있다. 또한 청소는 마감재의 종류와 특성에 따라 적합한 청소방법으로 청소해야만 청소 대상 마감재의 손상을 방지할 수 있다. 따라서 청소는 위험성을 내포하고 있다.

5) 청소효과의 비 지속성

건물의 청소는 1회성 청소만으로는 청소의 목적을 달성할 수 없다. 청소의 목적을 달성하기 위해서 매일 매일 지속적으로 청소를 수행해야만 청소의 목적을 달성할 수 있다. 왜냐하면 청소의 효과는 지속되지 않기 때문에 매일 매일 일상적으로 청소활동을 수행해야만 소기의 청소 목적을 달성할 수 있다. 따라서 청소는 비지속성의 성질을 가지고 있다.

6) 청소서비스의 상품성

청소는 제품을 생산하는 활동이 아니라 서비스를 생산하는 활동이다. 따라서 청소는 눈에 보이지 않은 무형의 서비스 성질을 가지고 있다. 또한 청소는 사람에 의하여 이루어지는 Human-bing service(사람중심 서비스)인 동시에 Engineering service(기계장비 중심 서비스) 의 성질을 가지고 있다. 또한 청소서비스는 화폐를 매개로 거래되기 때문에 무형의 서비스 상품성을 가지고 있다.

5 청소 대상물의 종류

청소대상물이라 함은 청소를 통하여 예방하거나 제거 또는 배출 처리해야 하는 대상을 말하며 이에는 먼지, 쓰레기, 때, 더러움, 얼룩, 물기 등의 오염원이 있다. 청소대상물은 매일매일 인간에 의하여 발생하거나 자연에 의하여 발생하며 환경을 오염시키고 불결하게 하고 인간의 건강을 해치고 피해를 주는 물질이므로 청소나 작업을 통하여 매일매일 일상적으로 처리해야 한다.

청소의 대상물에는 먼지, 쓰레기, 때, 더러움, 얼룩, 물기 등의 오염원을 설명하면 아래와 같다.

1) 먼 지

청소대상물 중 먼지는 매 순간 순간 발생하고 축적되는 물질로서 사람의 건강을 심대하게 해치고 건축마감재를 오염시키며 더럽게 하고 기능과 색상을 손상시키며 건축 환경을 비위생적으로 변질시키고 물리적 내구성마저 단축하게 하는 등 그 피해가 심대하게 나타내므로 청소대상물 중 가장 우선적으로 처리해야 하는 일상 청소대상물중 하나이다. 이를 구체적으로 설명하면 다음과 같다.

미세먼지(PM, Particulate Matter/Fine dust)는 부유 분진 또는 미세먼지라 한다. 통상 입자가 다소 크고 눈에 보이는 먼지를 PM-10이라 하고, 입자가 아주 작아 눈에 보이지 않는 먼지를 극 미세먼지 초미세먼지 또는 PM-2.5라 부르고 있다.

공장, 자동차에서 주로 발생하며 대기 중에 떠다니고 있다가 입자가 비교적 큰 먼지는 지구중력에 의한 침강효과로 지표면에 떨어지고, 입자가 아주 작은 먼지는 사람의 호흡기로 들어가 사망률을 높이고 각종 질병 유발의 원인이 되된다. 또한 사회경제적으로 악영향을 야기하는 현대사회 문제의 하나인 환경오염문제의 주범이자 인간이 만들어 낸 마이크로급 살인무기로 인식되고 있어, 개인의 건강관리 차원을 넘어 사회경제와 국가의 지속적 성장 발전 및 세계적 평화를 위하여 범지구적으로 대응하여 조속히 해결해야 하는 심각한 지구환경 문제 중 하나이다.

미세먼지는 사람의 눈에 잘 보이지 않은 아주 작은 물질로서 대기 중에 떠다니거나 바람의 이동에 따라 흩날려 이동하며 지표면으로 하강하여 내려오는 직경 10㎛이하의 입자상 물질을 말한다. 미세먼지는 지름길이가 10㎛ 보다 작은 미세먼지(PM-10)와 지름길이가 2.5㎛ 보다 작은 미세먼지(PM-2.5)로 분류한다.

공기중에 고체나 액체상태의 입자상 물질로 떠다니고 있는 먼지를 에어로졸(Aerosol)이라 부르고 있다.

2) 쓰레기와 오물

쓰레기란 일상생활이나 사업 활동에 따라 발생되는 물질 중 사용자 또는 소유자에 의해 더 이상 필요하지 않는 것으로 간주되는 액상, 고상, 반고상의 물질을 말한다. 여기에는 쓰레기, 재, 오물, 동물의 사체, 폐유, 폐산, 폐알카리, 폐고무, 폐합성수지, 기타 사람의 일상생활에 필요하지 않게 된 모든 물질이 포함된다.

1999년 2월에 개정된 폐기물관리법에는 폐기물을 생활폐기물과 사업장폐기물로 분류하고 있다. 생활폐기물은 사업장 이외의 폐기물이라 정의하였고, 사업장

폐기물은 대기환경보전법, 수질환경보전법 또는 굉음, 진동규제법의 규정에 의하여 배출시설을 설치, 운영하는 사업장, 기타 대통령령으로 정하는 사업장에서 발생되는 폐기물로 정의하였다.

이 중 폐유, 폐산 등 주변 환경을 오염시킬 수 있거나 감염성 폐기물 등 인체에 위해를 줄 수 있는 유해한 물질을 지정폐기물로 분류하였다. 또한 지정폐기물 중 인체 조직 등, 적출물, 탈지면, 실험동물의 사체 등, 의료기관이나 시험, 검사기관에서 배출 되어 인체에 위해를 줄 수 있는 물질을 감염성 폐기물로 세분하였다.

통상적으로 쓰레기라는 용어는 어떤 물질들에 대한 지칭이라기보다는 모든 물질의 성격에 대한 지칭으로 사용된다. 즉, 물질의 생산, 유통, 소비 등 인간의 활동과 고려되는 물질 중 사용 또는 소유할 가치가 없다고 판단되는 모든 물질을 쓰레기라고 표현한다. 생활쓰레기(Domestic Waste)는 다음과 같이 발생된다.

생활 쓰레기의 발생원은 가정, 시장, 백화점, 음식점 등으로 아주 다양하며, 음식물, 채소류, 종이류 등 그 발생량이 매년 증가하는 특성이 있다. 쓰레기의 발생은 그 사회의 생활 문화, 산업주고, 경제수준 등에 의해 특징지어진다.

쓰레기 수거 및 처리비의 현실화, 과대 포장류의 발생억제를 시도하면 쓰레기 발생량의 감소는 물론이고 자원의 소비억제 효과도 얻을 수 있다.

제품의 제조, 수입, 판매시의 과대포장 제한, 일회용품 사용제한 등을 통하여 생산 공정과 배출단계에서 폐기물 발생요인을 제거하고 감량 화를 추진해야한다. 또한 배출단계에서의 감량 화와 재활용품의 분리수거 방법이 필요하다. 이렇게 쓰레기 배출량의 감소와 재활용품의 증가를 통해 장원의 재활용이 도모될 수 있고, 쓰레기 매립장 사용기간이 장기화되며, 처리비용도 감소될 뿐 아니라 쾌적한 환경조성과 자원이용의 효율화에도 기여할 수 있다.

3) 더러움, 때

더러움은 일반적으로 마감재료, 가구 등의 표면에 어떤 원인으로 본래 존재하지 않았던 물질이 부착되는 상태라고 정의하고 있다. 이러한 더러움을 제거하는 방법이 바로 청소이다. 더러움의 발생범위는 다음과 같다.

더러움의 발생범위는 사람의 행동과 관계가 깊다. 가정의 일상생활에서 발생하는 더러움은 먼지나 곰팡이에 의한 것이 가장 크고, 그 제거방법은 청소작업에 의한다.

청소는 주부의 가사노동에 있어서 주요한 부분이다. 주택 내에서 발생하는 먼지의 양은 가족구성, 건축양식, 건축재료, 그 외 주거환경 조건 등에 따라 차이가 있고, 실내에서의 먼지 분포는 생활행동에 의해 좌우된다.

6 청소활동의 분류

청소활동이라 함은 청소대상물의 파악, 청소계획의 수립, 청소활동 수행, 청소 품질 검증, 청소활동 사후관리 등을 통하여 청소서비스를 창출하는 제반 행위를 말한다.

청소서비스를 생산하기 위하여 수행하는 청소활동을 청소의 성격을 기준으로 분류하면 일상청소와 정기 청소, 특별청소와 임시청소 등의 청소활동으로 분류할 수 있다. 분류한 청소활동의 내용을 설명하면 다음과 같다.

1) 일상 청소

일상청소계획에 따라 매일 매일 반복적으로 수행하는 일일 청소를 말한다. 일상청소의 범위에는 화장실, 복도와 계단, 현관, 건물 주변, 단지 내 도로, 공공이용시설, 공용면적 중 청소가 필요한 면적 등이 있으며 일상적으로 오염원의 예방과 제거, 쓰레기 수거 및 배출, 정리 정돈 작업을 일일 지속적으로 수행하는 청소작업을 말한다.

2) 정기 청소

일상청소만으로 청소의 목적을 달성할 수 없는 청소대상물에 대하여 주 1회, 월 1회 청소와 같이 정소 주기를 미리 정해 두고 실시하는 청소를 말한다. 이에는 주차장 청소, 복도 왁스작업, 카페트 청소작업 등이 있다.

3) 특별청소

계절적 요인이나 행사 등을 위하여 특별히 시행하는 청소를 말한다. 이에는 외벽 청소, 내벽 제진 제거 청소, 세정 작업, 고소청소작업, 제설, 제빙, 배수관 청소 등이 있다.

4) 임시 청소

임시 청소는 돌발적으로 요구되는 청소작업을 말한다. 이에는 물 막음 수방작업, 쓰레기 집하장 청소작업, 공사 준공청소작업 등이 있다.

7 청소의 품질 수준

청소는 청소서비스를 통하여 서비스 소비자를 만족하게 하는데 있다 따라서 청소는 양질의 청소 품질을 유지해야 한다. 청소의 품질 수준은 대체로 다음과 같다.

〈표 19〉 청소품질 수준(예시)

검사단위	검사항목	품질기준
출입현관과 로비	출입문, 문틀, 도어클로저	· 먼지와 얼룩이 없어야 한다. · 구두자국은 결함으로 간주하지 않는다. · 비고 도어의 손잡이 주변에 대해서는 특별한 배려가 주어져야 한다. 만일 클리닝 검사에서 벗겨진다면 결함으로 간주한다.
	바 닥	· 매끄러운 바닥에 먼지와 얼룩이 없어야 한다. · 거칠거칠한 이물질이 바닥에 보이지 않아야 한다. · 고착된 얼룩은 있지만 카펫바닥에 흩어져 보이는 이물질은 없어야 한다.
	벽면, 칸막이	· 먼지와 얼룩이 없어야 한다. · 고정된 파티션 테두리에 얼룩과 먼지가 없어야 한다. · 비고 파티션 사이에 있는 라인과 테두리는 특별한 배려가 주어져야 한다.
	걸레받이	· 약간의 가벼운 먼지는 허용한다.
	유리, 창문	· 약간의 가벼운 먼지는 존재할 수 있다.
	스위치, 신호기	· 얼룩과 먼지가 없어야 한다.
복 도	출입문, 문틀, 도어클로저	· 먼지와 얼룩이 없어야 한다. · 구두자국은 결함으로 간주하지 않는다. · 비고 도어의 손잡이 주변에 대해서는 특별한 배려가 주어져야 한다. 만일 클리닝 검사에서 벗겨진다면 결함으로 간주한다.
	바 닥	· 매끄러운 바닥에 먼지와 얼룩이 없어야 한다. · 거칠거칠한 이물질이 바닥에 보이지 않아야 한다. · 고착된 얼룩은 있지만 카펫바닥에 흩어져 보이는 이물질은 없어야 한다.
	벽면, 칸막이	· 먼지와 얼룩이 없어야 한다. · 고정된 파티션 테두리에 얼룩과 먼지가 없을 것 · 비고 파티션 사이에 있는 라인과 테두리는 특별한 배려가 주어져야 한다.
	유리, 창문	· 약간의 가벼운 먼지는 존재할 수 있다.
	스위치, 신호기	· 얼룩과 먼지가 없어야 한다.
	소화기	· 약간의 가벼운 먼지는 존재할 수 있다.
계 단	출입문, 문틀, 도어클로저	· 먼지와 얼룩이 없어야 한다. · 구두자국은 결함으로 간주하지 않는다. · 비고 도어의 손잡이 주변에 대해서는 특별한 배려가 주어져야 한다. 만일 클리닝 검사에서 벗겨진다면 결함으로 간주한다.

검사단위	검사항목	품질기준
계 단	바 닥	· 매끄러운 바닥에 먼지와 얼룩이 없어야 한다. · 거칠거칠한 이물질이 바닥에 보이지 않아야 한다. · 고착된 얼룩은 있지만 카펫바닥에 흩어져 보이는 이물질은 없어야 한다.
	벽	· 먼지와 얼룩이 없어야 한다. · 고정된 파티션 테두리에 얼룩과 먼지가 없어야 한다. · 비고 파티션 사이에 있는 라인과 테두리는 특별한 배려가 주어져야 한다.
	디딤매트	· 먼지, 얼룩과 부스러기가 없어야 한다.
	난 간	· 얼룩과 먼지가 없어야 한다.
	스위치, 신호기	· 얼룩과 먼지가 없어야 한다.
화장실	출입문, 문틀, 도어클로저	· 먼지와 얼룩이 없어야 한다. · 구두자국은 결함으로 간주하지 않는다. · 비고 도어의 손잡이 주변에 대해서는 특별한 배려가 주어져야 한다. 만일 클리닝 검사에서 벗겨진다면 결함으로 간주한다.
	바닥(발판포함) 타일, 가장자리	· 먼지, 이물질과 얼룩이 없어야 한다.
	칸막이, 벽면	· 먼지와 얼룩이 없어야 한다. · 고정된 파티션 테두리에 얼룩과 먼지가 없어야 한다. · 비고 파티션 사이에 있는 라인과 테두리는 특별한 배려가 주어져야 한다.
	유리면, 창문	· 약간의 가벼운 먼지는 존재할 수 있다.
	거 울	· 먼지와 얼룩이 없어야 한다. · 클리닝 검사에서 닦여지는 것은 결함으로 간주한다.
	비품, 부착물	· 약간의 가벼운 먼지는 허용한다.
	세면대, 경대상단	· 먼지와 얼룩이 없어야 한다. · 수도꼭지에 얼룩이 없어야 한다. · 배수구 안의 거름망 안에 머리카락 등이 없을 것. 만일 배수구 파이프가 일일청소 프로그램에 포함되어 있다면 먼지와 얼룩이 없어야 한다. ※ 비고 : 만일 세면기 안쪽이 비부 때나 비누찌꺼기 같은 앙금으로 오염되어 있다며, 표면으로 흐르는 물 흐름으로 확인한다. 만일 세면기를 올바로 세척하였다면 물은 배수구의 벽을 따라 엷은 막을 형성하며 흐른다. 만일 세면기를 제대로 세척하지 않았다면, 물이 벽을 따라 아래쪽을 향하여 떨어지면서 울퉁불퉁한 흐름을 형성하며 흐른다.

검사단위	검사항목	품질기준
화장실	스위치, 전원구, 신호기	· 얼룩과 먼지가 없어야 한다.
	손 건조기	· 먼지와 얼룩이 없어야 한다.
	좌변기	· 안쪽에 먼지와 얼룩이 없어야 한다. · 악취가 나지 않아야 한다. · 찌꺼기 앙금이 보이지 않아야 한다. · 변기 바깥쪽에 먼지나 얼룩이 없어야 한다. ※비고 : 변기에 부착된 시트의 배수파이프의 도금막과 고정된 나사테에 대해서는 특별한 배려가 주어져야 한다.
	변기시트	· 위아래 양쪽에 먼지나 얼룩이 없어야 한다. · 비고 경첩과 고정부위는 별도의 배려가 주어져야 한다.
	소변기	· 안쪽에 먼지와 얼룩이 없어야 한다. · 악취가 나지 않아야 한다. · 찌꺼기 앙금이 보이지 않아야 한다. · 소변기 바깥쪽에 먼지나 얼룩이 없어야 한다.
	수세식 변기	· 수세식 변기손잡이, 아래쪽에 설치된 수세밸브와 좌변기 또는 소변기에 연결된 물투하 파이프는 먼지와 얼룩이 없어야 한다. · 설치잔류물, 높은 곳에 설치된 물통과 같은 것은 청결하게 보여야 한다. 작은 얼룩이나 약간의 얇은 먼지는 있을 수 있다.
	샤워장	· 샤워장은 3가지 항목으로 나누어진다. · 샤워설비 · 샤워기/배수구를 포함한 젖은 바닥 · 샤워장 벽 · 상기 전 항목들은 먼지나 얼룩이 없어야 한다. ※비고 : 만일 세면기 안쪽이 피부 때나 비누찌꺼기 같은 앙금으로 오염되어 있다면, 표면으로 흐르는 물 흐름으로 확인한다. 만일 세면기를 올바로 세척하였다면, 물은 배수구의 벽을 따라 엷은 막을 형성하며 흐른다. 만일 세면기를 제대로 세척하지 않았다며, 물이 벽을 따라 아래쪽을 향하여 떨어지면서 울퉁불퉁한 흐름을 형성하며 흐른다.
	타월 공급기	· 먼지와 얼룩이 없어야 한다. · 비고 어떤 타월공급기는 플라스틱 재질로 되어 있어서 마찰에 의해 정전기가 발생할 수 있다. 만일 이러한 공급기에 약간의 먼지가 보인다면 결함으로 간주한다.
	물비누 공급기	· 먼지와 얼룩이 없어야 한다. · 공급기에는 물비누가 충분히 채워져 있어야 한다.

검사단위	검사항목	품질기준
화장실	화장지 공급기	· 먼지와 얼룩이 없어야 한다. · 공급기에는 화장지가 충분히 채워져 있어야 한다.
	화장지 홀더	· 먼지와 얼룩이 없어야 한다. · 홀더에는 화장지가 충분히 채워져 있어야 한다.
	쓰레기통	· 쓰레기는 비워져 있을 것, 약간의 쓰레기(예: 사람이 사용한 한 두 장 정도의 휴지)는 있을 수 있다. · 쓰레기통 안쪽에 결점이 있는 것은 인정되나, 앙금이나 붙어 있는 쓰레기는 없어야 한다. 또한 쓰레기통 뚜껑에 대해서도 동일하다. 만일 쓰레기가 비닐봉지에 담겨 버려져 있다면 앞에서와 같이 적용한다. · 쓰레기통 뚜껑의 바깥쪽일지라도 먼지나 얼룩은 없어야 한다. 약간의 얼룩점은 뚜껑 바깥쪽에 있을 수 있다.
	기저귀 교환대	· 먼지와 얼룩이 없어야 한다.
엘리베이터	바닥, 벽, 도어	· 승강기바닥에는 먼지가 없어야 한다. · 한 조각의 작은 얼룩은 허용한다. · 승강기벽과 작동 패널에는 먼지나 얼룩이 없어야 한다.
	거 울	· 얼룩이 없어야 한다. · 손자국이 없어야 한다.
	엘리베이터 선반과 전등	· 먼지가 없어야 한다.
	승강기 트랙	· 흩어진 부스러기가 없어야 한다.
에스컬레이터	유 리	· 약간의 가벼운 먼지는 있을 수 있다. · 손자국이 없어야 한다.
	난 간	· 먼지나 얼룩이 없어야 한다.
	구조물	· 약간의 먼지는 있을 수 있다. · 영구적인 얼룩이 없어야 한다.
	상승장치	· 부스러기가 없어야 한다. · 트랙 홈의 결점은 인정하지만 앙금이나 부착된 오물은 없어야 한다.
	디딤판	· 부스러기가 없어야 한다. · 트랙 홈의 결점은 인정하지만 앙금이나 부착된 오물은 없어야 한다.
사무실	출입문, 문틀, 도어클로저	· 먼지와 얼룩이 없어야 한다. · 구두자국은 결함으로 간주하지 않는다. · 비고 도어의 손잡이 주변에 대해서는 특별한 배려 가 주어져야 한다. 만일 클리닝 검사에서 벗겨진다면 결함으로 간주한다.

검사단위	검사항목	품질기준
사무실	바 닥	· 매끄러운 바닥에 먼지와 얼룩이 없어야 한다. · 거칠거칠한 이물질이 바닥에 보이지 않아야 한다. · 고착된 얼룩은 있지만 카펫바닥에 흩어져 보이는 이물질은 없어야 한다.
	벽, 칸막이	· 먼지와 얼룩이 없어야 한다. · 고정된 파티션 테두리에 얼룩과 먼지가 없어야 한다. ※비고 : 파티션 사이에 있는 라인과 테두리는 특별한 배려가 주어져야 한다.
	벽 테두리	· 약간의 가벼운 먼지는 허용한다.
	유리, 창문	· 약간의 가벼운 먼지는 존재할 수 있다.
	스위치, 신호기	· 얼룩과 먼지가 없어야 한다.
	휴지통	· 쓰레기는 비워져 있을 것, 약간의 쓰레기(예: 사람이 사용한 한 두 장 정도의 휴지)는 있을 수 있다. · 쓰레기통 안쪽에 결점이 있는 것은 인정되나, 앙금이나 붙어 있는 쓰레기는 없어야 한다. 또한 쓰레기통 뚜껑에 대해서도 동일하다. 만일 쓰레기가 비닐봉지에 담겨 버려져 있다면 앞에서와 같이 적용한다. · 쓰레기통 뚜껑의 바깥쪽일지라도 먼지나 얼룩은 없어야 한다. 약간의 얼룩점은 뚜껑 바깥쪽에 있을 수 있다.
천 장	조명기구	· 손자국이 없어야 한다. · 얼룩이 없어야 한다. · 먼지가 없어야 한다.
	환기통	· 얼룩이 없어야 한다. · 먼지가 없어야 한다.
	천장보드 환풍기	· 얼룩이 없어야 한다. · 먼지가 없어야 한다.
화분상자, 실내화단		· 담배꽁초가 없어야 한다. · 쓰레기가 없어야 한다. · 파편 부스러기가 없어야 한다.
건물 외부정면	벽	· 영구적인 오염이 없어야 한다.
	유리표면	· 손자국이 없어야 한다. · 물자국이 없어야 한다. · 영구적인 오염이 없어야 한다.
옥 상	옥상바닥 빗물받이 틀 지붕홈통	· 모래가 없어야 한다. · 쓰레기가 없어야 한다. · 파편 부스러기가 없어야 한다.

검사단위	검사항목	품질기준
담장 내부 포장도로 차 도 주차장과 인도		· 모래가 없어야 한다. · 쓰레기가 없어야 한다. · 비 조직적인 파편 부스러기가 없어야 한다. · 얼룩이 없어야 한다. · 건조해야 한다.
녹화 정원		· 쓰레기가 없어야 한다. · 낙엽이나 마른 나뭇가지가 없어야 한다. · 비 조직적인 파편 부스러기가 없어야 한다.
배수구		· 모래가 없어야 한다. · 흙으로 더럽혀지지 않아야 한다. · 쓰레기가 없어야 한다.
난 간		· 얼룩이 없어야 한다. · 먼지가 없어야 한다.
쓰레기장 쓰레기 배출구		· 쓰레기나 파편조각이 없어야 한다. · 벽에 폐기물 찌꺼기가 없어야 한다. · 악취가 나지 않아야 한다.
쓰레기 집하장		· 악취가 없어야 한다. · 쓰레기가 1/2보다 적어야 한다. · 외부 얼룩이 없어야 한다.
승 · 하차장		· 바닥이 건조해야 한다. · 흩어진 쓰레기가 없어야 한다. · 모래가 없어야 한다. · 화학약품 자국이나 얼룩이 없어야 한다.

(자료출처 : 국가기술표준원(2008), KS S 1012- 1, 건축물클리닝서비스- 프로세스, p.16 표C-1 인용)

8 청소방법과 사용 장비 및 도구

청소의 방법에는 다양한 청소 방법이 있으며 청소 방법에 따라 사용되는 청소장비와 도구 및 약품(세제) 등이 상이하다 따라서 청소종사자는 청소방법에 따른 청소장비 도구 및 약품에 대하여 숙지하고 있어야 한다. 청소방법별 사용되는 청소장비와 도구 및 약품은 대체로 다음과 같다.

〈표 20〉 청소방법 별 사용장비 및 도구(예시)

청소방법	내 용	장비 · 도구 · 약품
흡입 법	진공청소기의 원리를 이용 건식먼지나 습식오염을 제거한다.	습/건식 청소기
닦아 내는 법	걸레를 이용 오염원을 제거한다.	청소 전문 걸레
털어내는 법	흡입이나 닦는 법이 용이하지 못할 경우 털어내는 법을 사용한다.	총채, 붓
쓸어내는 법	청소기를 이용하기 어렵거나 큰 오염물질을 쓸어서 담아낸다.	빗자루, 쓰레받이
광택내는 법	금속종류의 마감재를 광택제를 이용 광을 낸다.	금속광택제
연마하는 법	석재류의 마감재를 연마기를 사용 연마하여 광을 낸다.	석재 연마기, 광택파우더
스팀이용 법	스팀기기를 이용 불려서 오염원을 제거한다.	스팀기기
불어내는 법	오염원을 불어내어 제거한다.	콤프레샤
씻어내는 법	오염원을 고압세척기를 이용 씻어 낸다.	고압세척기

9 청소작업의 주체와 객체 및 수단

1) 청소작업의 주체

청소작업은 청소주체인 청소종사자가 청소 객체인 청소대상물에 대하여 청소장비와 청소약품 및 청소도구 등 청소 수단을 활용하여 오염원의 예방과 제거, 쓰레기 수거와 배출, 건물 준공 당시의 마감재의 색상과 기능의 장기적 유지 등을 통하여 건물 내외 공간의 청결성과 미관성 및 보건 위생성을 확보하여 건물사용자와 이용자의 건물 사용과 이용을 바람직하게 이루어지도록 지원하게 된다.

청소를 수행하는 청소주체는 청소에 대한 전문성과 청소 기술을 확보하고 있어야 하며 청소 서비스의 중요성과 필요성에 대한 확고한 철학을 가지고 서비스 정신으로 무장하고 있어야 한다.

2) 청소작업의 객체

청소의 객체는 청소 대상물을 말한다. 청소대상물에는 건물의 마감재와 공용면적 현관이나 복도 및 계단, 공중 이용 시설, 편의 시설, 집기, 비품, 가구 등이 청소의 객체가 된다.

청소대상물은 그 종류가 매우 다양하고 종류별 특성이 천차만별이기 때문에 청소 객체에 해당 하는 청소대상물의 종류와 특성 파악이 우선적으로 파악되어야 한다.

3) 청소작업의 수단

청소작업은 청소 주체가 청소 수단인 청소장비와 도구 및 청소 약품과 청소세제 등을 활용하여 청소작업을 수행하게 된다.

청소의 주요 수단이 되는 청소 장비는 사용 전에 점검 정비하고 고장 난 부분은 수리하여 언제나 사용할 수 있는 상태를 유지하고 있어야 하고 청소도구 역시 언제나 사용할 수 있는 상태로 정 위치하고 도구관리를 철저히 수행해야 한다.

청소약품에는 중성 세재 등도 있으나 강 알카리성 화학 약품도 있어 위험하므로 안전하게 보관해야 하고 사용법을 사전에 숙지하여 사용법대로 사용해야 하며 사용 후에는 청소약품 매뉴얼에 따라 특별히 관리해야 한다.

10 청소활동의 3대 요소

청소는 청소의 목적을 효과적으로 달성하기 위하여 수행되며 청소활동을 효과적으로 달성하기 위해서는 청소활동의 3요소가 상호 결합하고 조화롭게 협력하여야 한다.

청소활동에 없어서는 안 될 요소에는 청소인력과 청소장비 및 청소약품 등이 있는바 이를 청소활동 3요소라 한다. 이를 구체적으로 설명하면 다음과 같다.

1) 제1요소 - 청소인력

청소인력이란 청소에 종사하는 사람을 말한다. 미화원, 청소원, 환경미화원, 건물관리원 등으로 호칭되며 통일적으로 사용할 수 있는 정형화된 호칭은 아직 정립되지 못하고 있는 실정이다.

또한 청소현장에서는 인격 존중의 의미로 다르게 여사님으로 호칭하는 경우도 있으나 향후 지양되어야 할 호칭으로 인식된다. 청소인력은 청소 대상 마감재의 종류와 특성을 파악하고 마감재별 청소방법을 알고 있어야 하며 청소도구나 장비 및 청소약품을 용법대로 사용할 줄 알아야 하고 청소작업 안전에 유의할 줄 알아야 함은 물론 청소현장 조직의 구성원으로서 조직문화에 적응할 수 있어야 한다.

청소인력인 청소종사자 청소인력은 다음과 같은 청소원 기본 소양과 기본 업무 능력, 직급별 업무 처리 능력을 확보하거나 보유하고 처리 능력을 구비하고 있어야 한다. 청소종사자가 갖추어야할 기본 소양과 기본업무 능력 및 직급별 업무처리 능력은 다음의 〈표 21〉, 〈표 22〉, 〈표 23〉과 같다.

〈표 21〉 청소종사자 기본소양(예시)

기본자질과 자세	정신적, 육체적, 사회적 건강
	적극적, 능동적, 성실함 - 지속성 유지
	신원 확실, 보안의식, 고객 프라이버시 존중
	보고철저, 비상사항 대응 능력, 기기고장 예방
	청소기술 습득, 청소방법. 장비. 세제 활용법 숙지
	주의력 집중, 안전사고 예방
	시간엄수 철저
주의사항과 금지사항	현장 - 금연, 금주
	과도한 잡담, 사적전화, T.V시청, 라디오 청취 절제
	고객 음식물 섭취 금지
	현장 외부인 출입금지
	현장이탈 금지 및 문단속 철저
	불필요한 전등, 기기 등 사용 자제
	현장 졸음 금지
	용도모르는 서류, 물건 함부로 취급주의
	분리수거 철저
	내부 집기 허락 한 후 이동, 무리한 이동금지

〈표 22〉 청소종사자 기본 업무능력(예시)

표준화된 고객 응대 바탕	인간미 있는 → 고객 응대 용어 정중 사용
	용모 복장과 제반 장비 → 청결하고 단정 준비
	신고, 고장, 습득 등 → 상황별 신고 방법을 정확하게 숙지
청결하고 위생적인 청소	청소 도구 → 올바르게 사용하는 방법 숙지
	청소 약품 → 올바르게 사용하는 방법 숙지

	일상 청소의 청소 기법 → 정확하게 숙지
	제3자에 대한 → 배려 위한 청소법 숙지
직무 수행능력 향상 청소	청소 장비 → 분해 조립 방법 숙지
	청소 약품 → 표준 사용 방법 숙지
	장비 자재 반출 기준 → 정확하게 숙지
	청소 대상별 제반 청소 → 장비 준비 방법 숙지
	개소별, 재질별 청소 방법 → 정확히 숙지

〈표 23〉 청소종사자 직급별 업무 및 능력(예시)

구 분	업무 및 능력
책임자 (팀장)	1. 현장 상항에 필요한 청소원, 장비, 세제용품 준비 및 검수
	2. 현장 상항 파악 능력 - 고객의 요구 사항 파악 및 바닥 재질 및 상태 파악, 기타 주의사항 등을 면밀히 분석 - 정확한 업무 지시 및 서비스, 안전사고 주의 교육
	3. 현장 일머리 효율적 운영 및 위기사항 대응력
	4. 각 청소원의 특징을 살려 배치 할 수 있는 능력
	5. 마루광택기, 청소장비 사용 능숙 및 수리, 대체 능력
	6. 안전사고 예방 및 서비스 마인드 철저히 준수 및 지시 감독
	7. 현장 마무리 시점 결정 및 검수
	8. 지속적으로 새로운 오더생산을 위한 고객의 요구 사항 파악 및 영업 능력
	9. 장비용품 정리, 수리, 보충 및 검수
반 장	1. 현장 상항에 필요한 청소원, 장비, 세제용품, 경비, 간식준비 및 검수
	2. 마루광택기, 청소장비 사용 능숙 및 수리, 대체 능력
	3. 청소방법, 현장사항 파악 이해력 배양
	4. 청소장비, 걸레, 소도구 사용법, 청소 뒷마무리 철저히 이행

	5. 책임자의 지시 사항을 충실히 이행함과 동시에 위기발생 시 대처능력 배양과 보고 철저
	6. 청소원 지시 및 대체 능력
	7. 안전사고 예방 및 서비스 마인드 철저히 준수 및 지시 및 감독
	8. 현장 마무리 결정 및 지속적인 오더생산을 위한 영업과 서비스 마인드(책임자/팀장이 고객과 커뮤니케이션을 할 수 있도록 마무리 작업 시 검수 및 장비정리 및 청소원 관리에 집중 할 것)
	9. 장비, 용품 정리, 수리, 보충 및 검수
청소관리자	1. 청소기 등 장비사용 능숙 및 운영 능력
	2, 청소방법, 현장사항 파악 이해력 배양
	3. 청소장비, 걸레, 소도구 사용법, 청소 뒷마무리 철저히 이행
	4. 책임자의 지시 사항을 충실히 이행함과 동시에 위기발생 시 대처능력 배양과 보고 철저
	5. 안전사고 예방 및 서비스 마인드 철저히 준수 및 지시이행
	6. 현장 마무리 철저 및 이상 사항 보고
	7. 장비용품 정리 및 이상 유무 보고
	8. 고객과 마무리 서비스 철저
청소보조자	1. 청소기 등 장비 사용 숙지 및 운영 능력 배양
	2. 청소방법, 현장사항 파악 이해력 배양
	3. 청소장비, 걸레, 소도구 사용법, 청소 뒷마무리 철저히 이행 능력 배양
	4. 책임자의 지시 사항을 충실히 이행함과 동시에 위기발생 시 대처능력 배양과 보고 철저
	5. 안전사고 예방 및 서비스 마인드 철저히 준수 및 지시이행
	6. 현장 마무리 철저 및 이상 사항 보고
	7. 장비용품 정리 도움 및 이상 유무 보고
	8. 고객과 마무리 서비스 철저

2) 제2요소 - 청소장비 및 도구

청소장비란 청소작업을 효율적으로 수행하기 위하여 제작된 장비를 말하며 청소장비는 용도와 특성에 따라 여러 가지로 분류된다. 청소용역업 시고에 필요한 청소장비는 [그림 1]과 같다.

[그림 1] 위생용역업 신고 청소장비

장비 목록	수 량	사 진
마루광택기 (지름25cm 이상)	2대	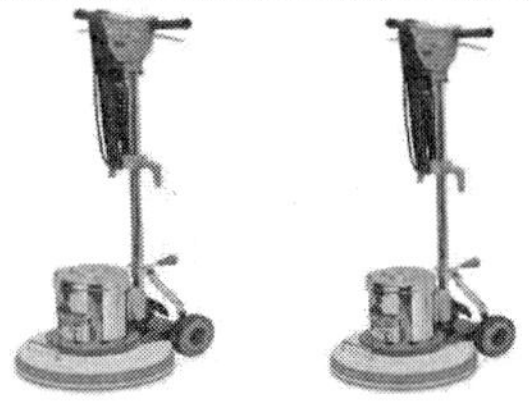
청소기 (건. 습식 겸용)	2대	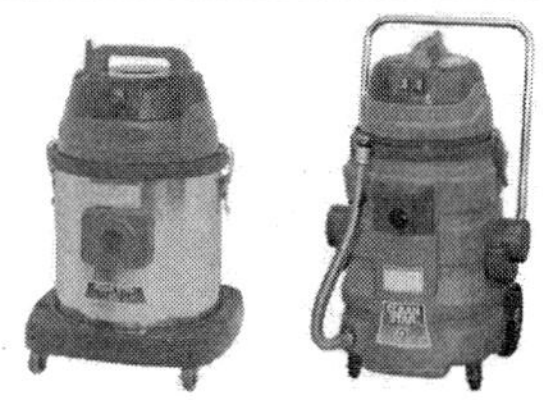
먼지측정기	1대	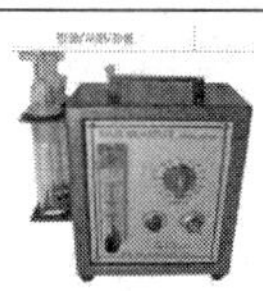
일산화탄소측정기 이산화탄소측정기	1대	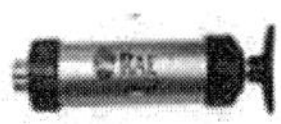
안전로프	1대	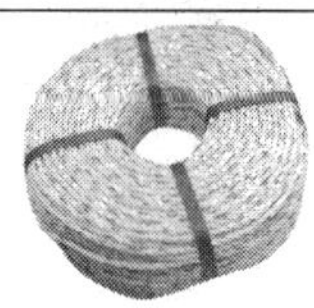
안전벨트	1개	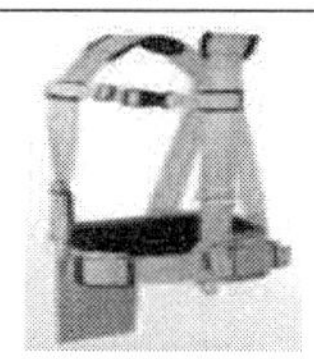
안전모	1개	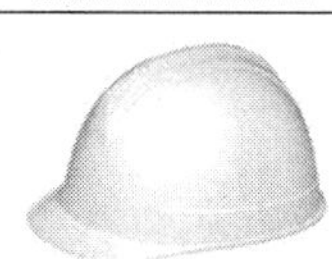

청소도구라 함은 청소작업을 효과적으로 수행하기 위하여 제작된 수동형 청소용품을 말 한다. 청소도구는 용도에 따라 분류할 수 있으며 주요 청소장비와 도구를 소개하면 [그림 2]와 같다.

청소도구는 청소대상의 종류와 규모 및 청소방법 등에 따라 얼마든지 종류와 수량이 가감 될 수 있으며 아래에서 소개하는 청소도구는 청소작업에 주로 사용되는 청소장비를 중심으로 소개하면 다음과 같다.

[그림 2] 청소현장 청소작업 주요 청소장비 및 도구의 종류

구분	종 류	사 진	용도 및 특징
청소기	건식 청소기	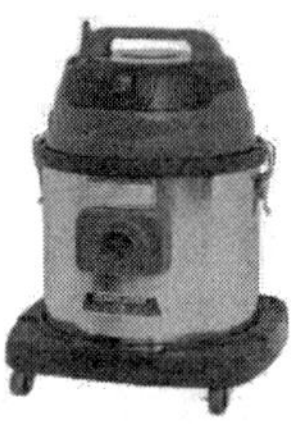 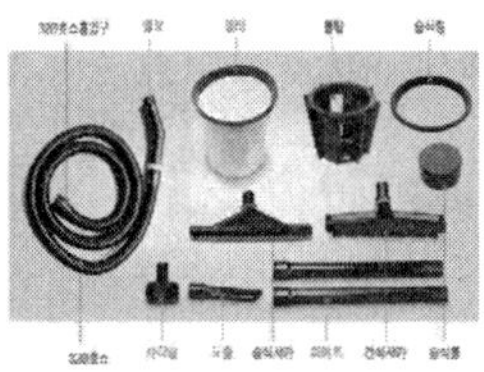	일반적인 청소기로 주로 건식 먼지 흡입 시 사용한다. 물을 흡입 시 모터 고장의 원인이 될수 있으므로 주의해야 한다. 필터를 자주 청소해야 원래의 성능을 유지 할 수 있다.
	습, 건식 청소기	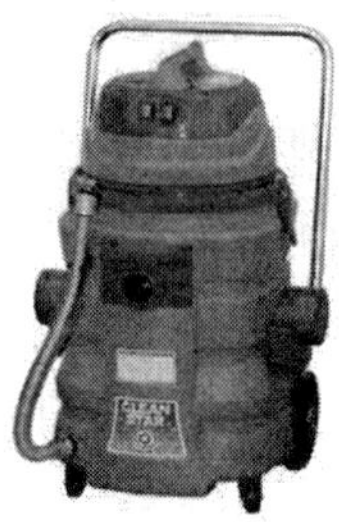 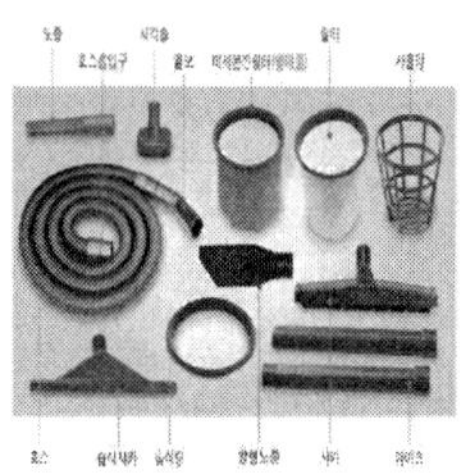	물과 일반 건식 먼지를 흡입 할 수 있는 다용도용 청소기로 물을 흡입할 시에는 반드시 내부 필터를 제거 후 사용하고 건식먼지를 흡입 시에는 필터를 장차하여 사용한다.
	배낭형 청소기	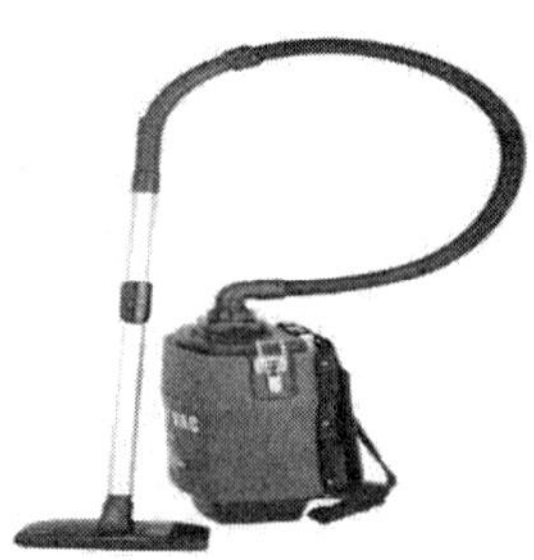	집기가 많은 사무실이나 계단 등에서 배낭형식으로 등에 매고 청소를 할 수 있는 청소기로 건식 청소 용도로 사용한다.

	크린룸 청소기	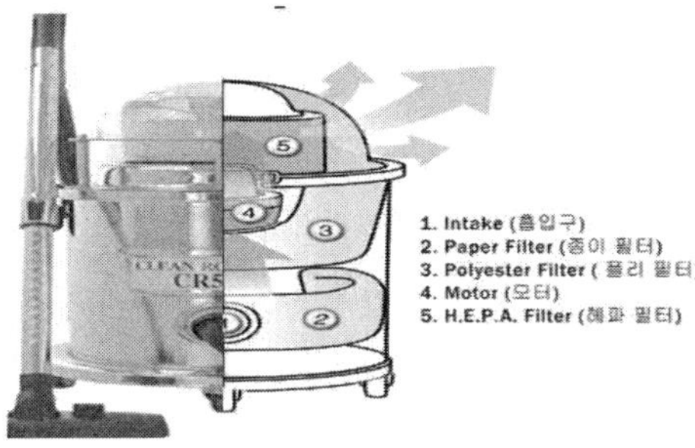	첨단생산라인, 연구소, 크린룸, 병원 등 청정도 유지가 필요한 특수산업현장에서 H.E.P.A. 필터가 장착되어 있어 공기중의 미세한 먼지입자(0.3㎛)을 99.97% 까지 제거 할 수 있다.
	습식 청소기	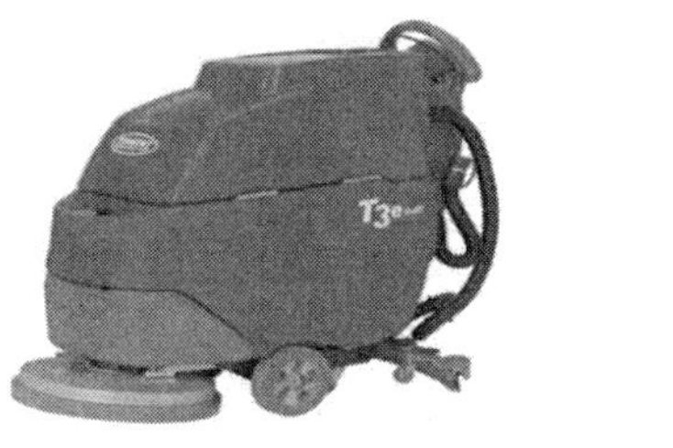	넓은 주차장이나 대형쇼핑몰 등에서 주로 사용하는 청소기로 보행식과 탑승식이 있다.
	스팀 청소기	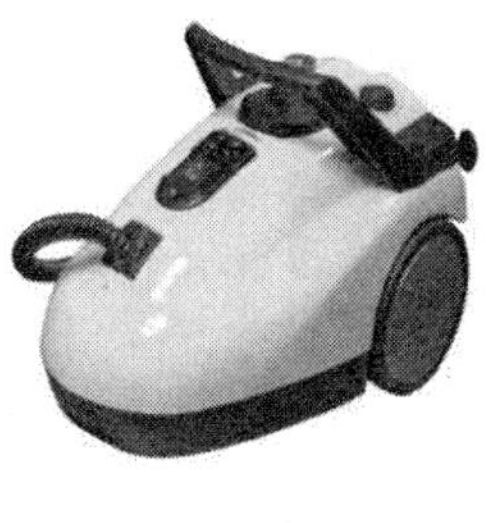 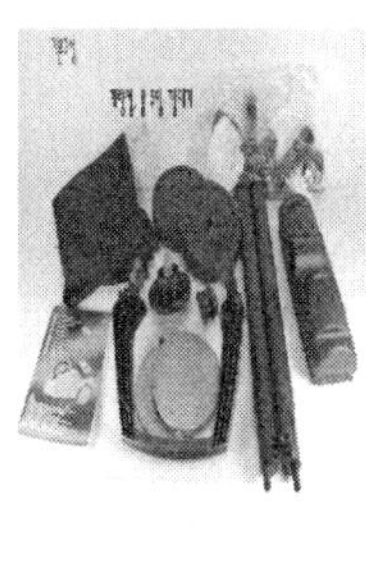	고온의 스팀을 분사하여 찌든 때를 쉽게 제거하기 요이하고 또한 살균효과를 얻을 수 있다.
바닥청소기기	일반 마루 광택기	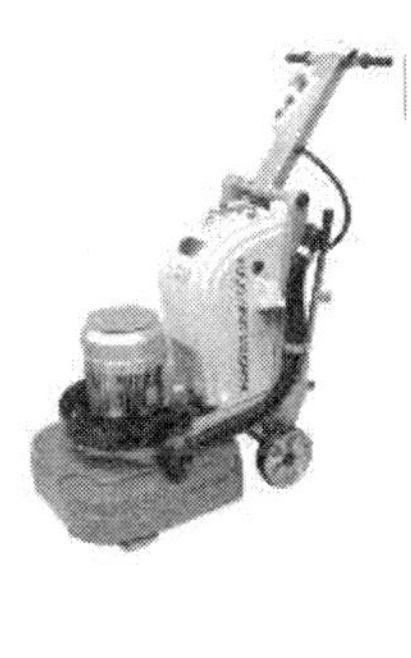 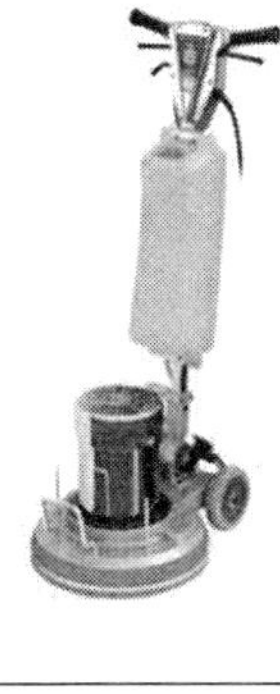 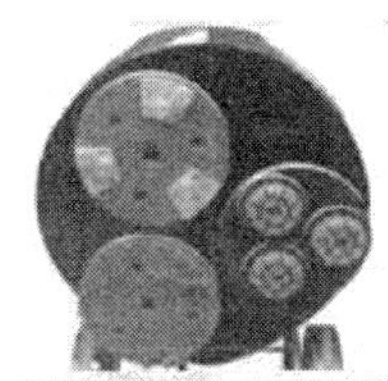	석재용 연마기로 일반 바닥용 광택기에 비해 무게와 힘의 차이가 있다.

<table>
<tr><td>일반
마루
광택기</td><td colspan="2">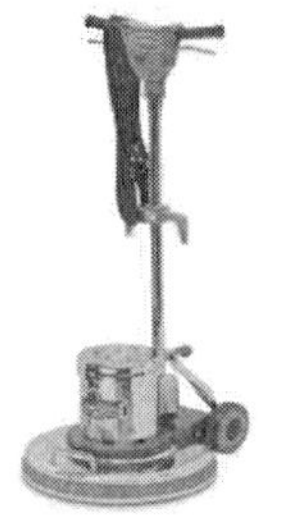</td><td>p타일, 목제, 도기타일 바닥 등의 때를 쉽게 지울 수 있는 기기로 지름의 크기가 10인치에서부터 20인치까지 있으며, 주로 14인치와 16인치가 많이 사용된다.</td></tr>
<tr><td rowspan="3">패드
홀드</td><td colspan="2">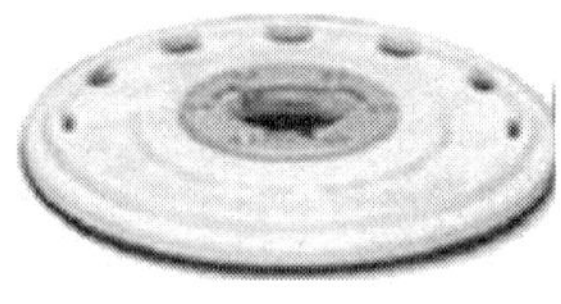</td><td rowspan="3">훅타입은 일반패드, 본넷패드를 고정시킬 때 사용하고 밸크로(찍찍이)타입은 석재연마용 다이아몬드 패드롤을 고정시킬 때 사용한다.</td></tr>
<tr><td>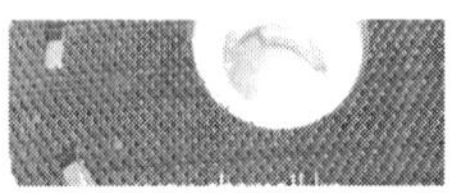</td><td>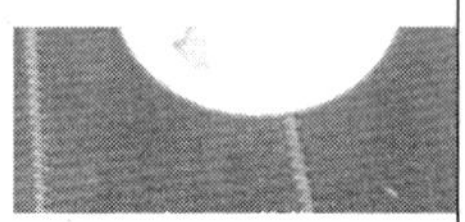</td></tr>
<tr><td>훅 타입</td><td>밸 크로타입</td></tr>
<tr><td>패드</td><td colspan="2">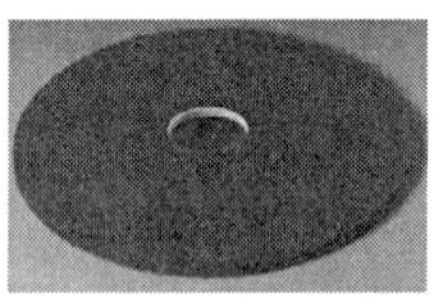 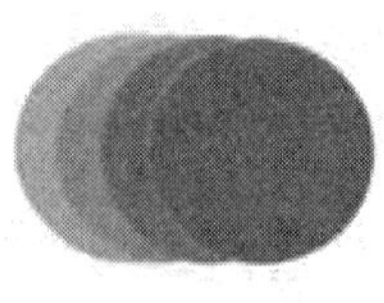</td><td>p타일, 목제. 도기타일 등의 때를 쉽게 지울수 있는 패드로, 지름의 크기가 10인치에서부터 20인치까지 있으며, 주로 14인치와 16인치가 많이 사용된다. 흰색, 적색, 파란색, 녹색, 검정색으로 색이 어두울수록 표면이 거칠게 되어 있다.</td></tr>
<tr><td>p.vc 솔
부러쉬</td><td colspan="2">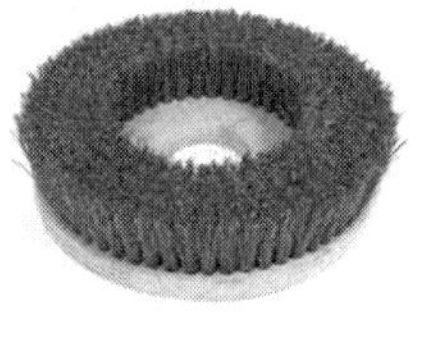 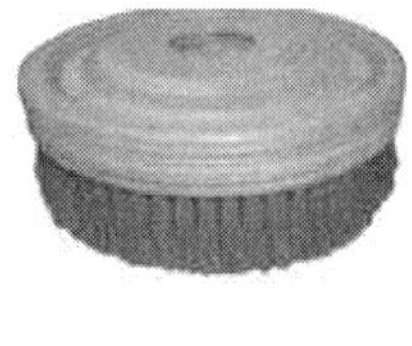</td><td>야자솔에 비해 마모성은 좋으나 세척력은 다소 떨어진다.</td></tr>
<tr><td>철
부러쉬</td><td colspan="2"></td><td>바닥의 본드나 강한 오염물질 제거용으로 사용된다.</td></tr>
</table>

	야자 부러쉬	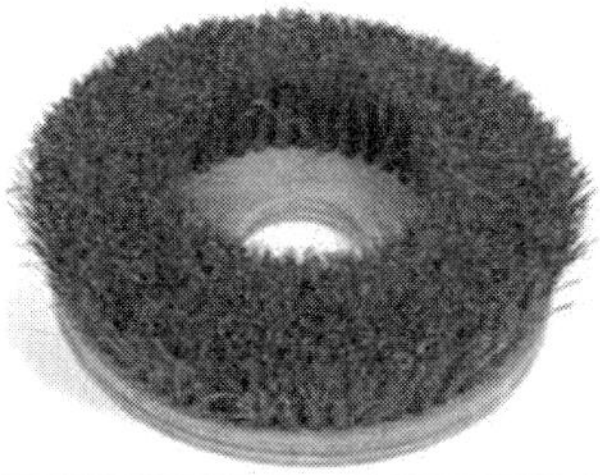	야자나무로 만들어진 것으로 세척력은 뛰어나나 마모성이 심한 단점이 있다.
	본넷 패드	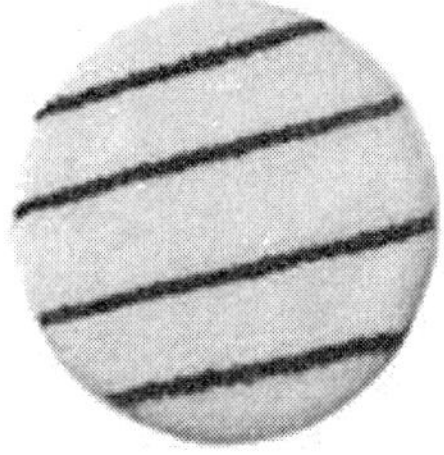	주로 카펫트 세척용으로 많이 사용되며 여러 가지 용도로 응용할 수 있다.
	핸드형 바닥 연마기	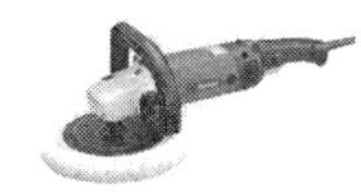	계단이나 벽면 등의 연마 광택용으로 사용된다.
	홀 드	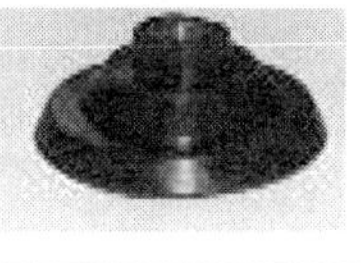	패드를 붙이는 홀드용도로 쓰인다.
	다이아 몬드 패드	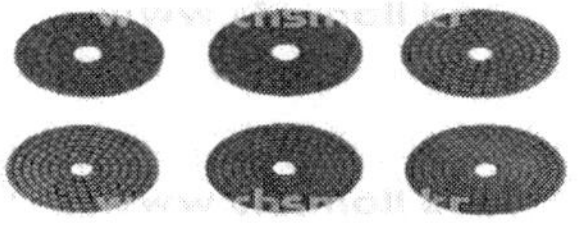	석재 연마시 사용되는 패드로 50번부터 3000번 까지 있으며 숫자가 클수록 고운면을 얻을수 있다.
	핸드 고압 세척기	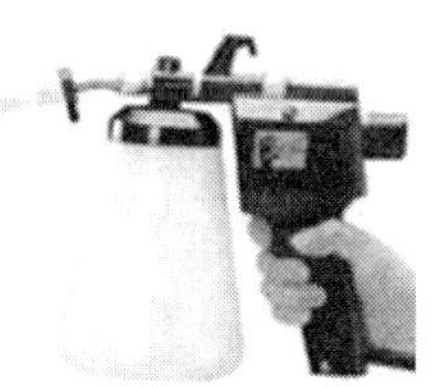	원래용도는 섬유원단의 오점 제거용으로 만들어져서 사용되었으나 지금은 에어컨 등의 청소용으로 많이 사용된다.
	일반 고압 세척기	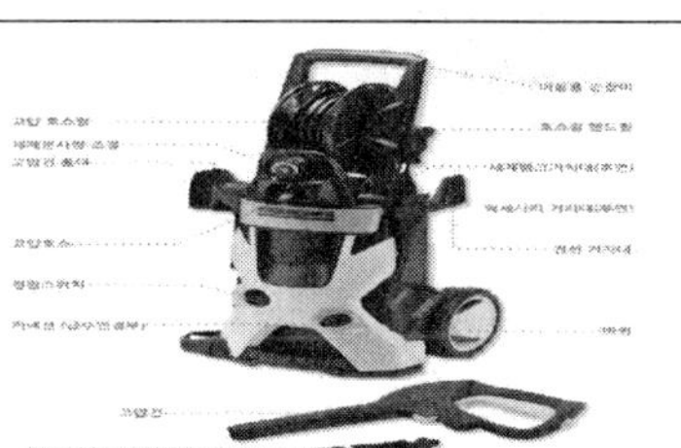	건물외벽, 자동차 등 주로 외부에서 많이 사용되는 고압세척기로 냉수용과 냉온수 겸용으로 구분되며 물의 양과 압력으로 세척능력이 결정된다.

<table>
<tr><td rowspan="3">카페트청소기</td><td>습 식</td><td>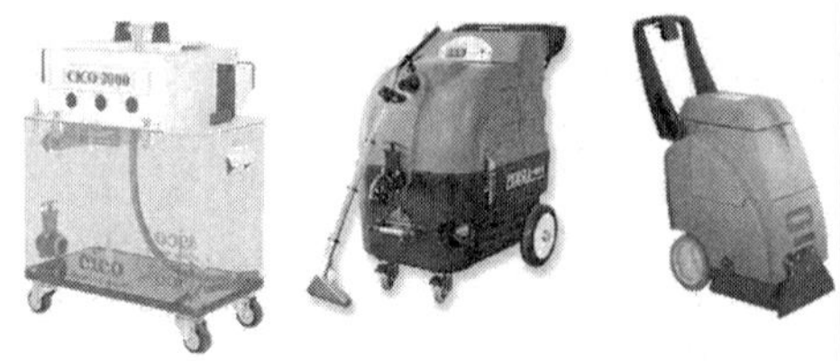</td><td>습식 카페트 청소기로 가장 많이 사용된다. 자동식과 수동식으로 구분된다.</td></tr>
<tr><td>보조용품</td><td>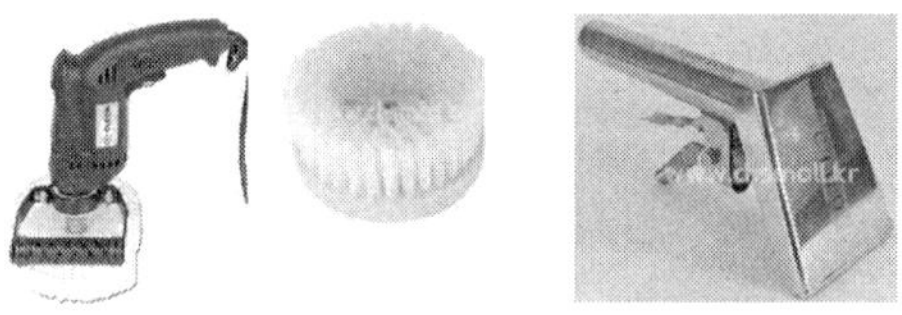</td><td>보조용품으로 섬유질의 의자나 침대 소파 등에 사용할 수 있다.</td></tr>
<tr><td>건식</td><td>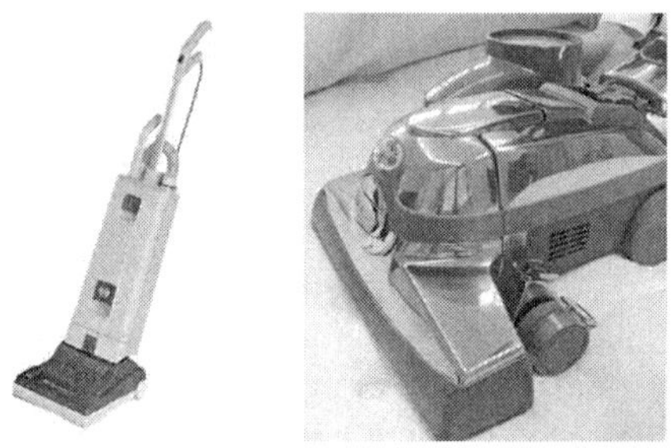</td><td>건식 카펫청소기로 오염이 심하지 않거나 일반 상시 관리용 또는 침대나 소파 등의 청소용으로 주로 사용된다.</td></tr>
<tr><td rowspan="2">청소도구</td><td>빗자루</td><td>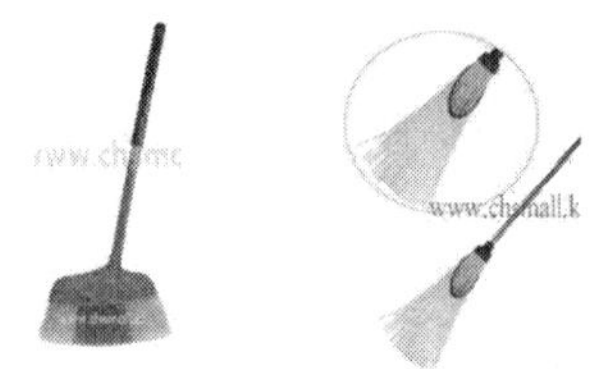</td><td>내부용과 외부용으로 나뉘어지며, 사진은 주로 외부용으로 많이 사용된다.</td></tr>
<tr><td>쓰레받이</td><td>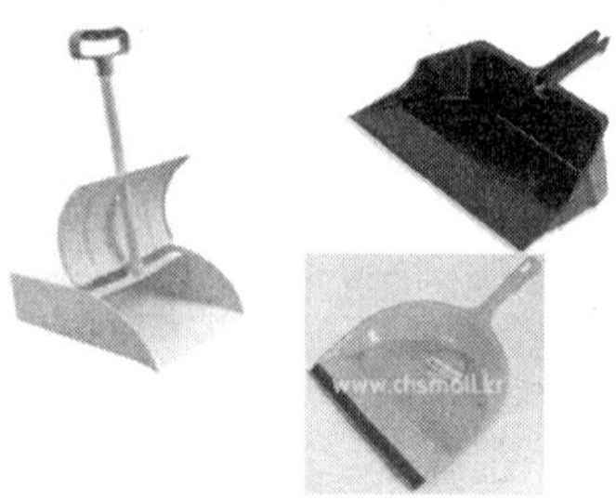</td><td>오염물질을 수거하는 용도로 사용한다.</td></tr>
</table>

	붓	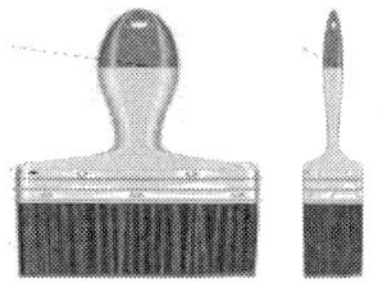	틈사이나 기기 주변부의 먼지를 제거하는 용도이다.
	유리닦이	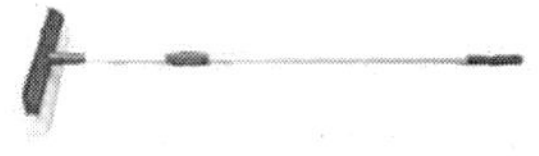	유리창을 세척 할 시 사용한다.
	홈방 밀대	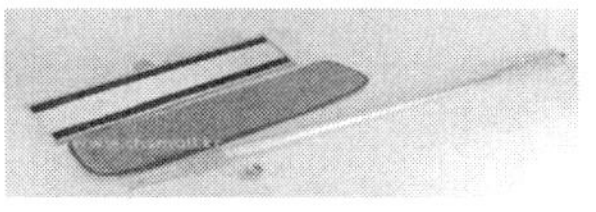	바닥이나 벽, 유리창을 닦을 때 사용한다.
	스퀴지	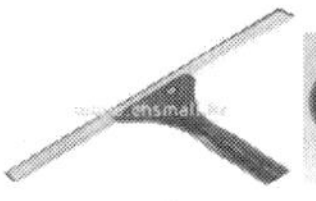 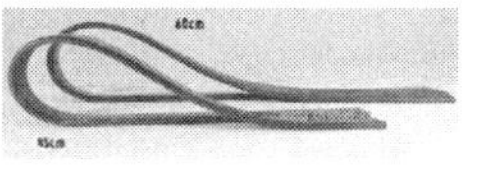	유리창 물기제거 용도로 사용한다.
	틈세 해라	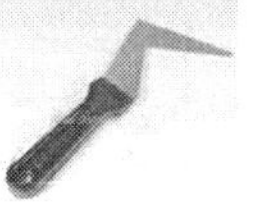	틈사이의 먼지를 쉽게 제거하는 용도이다.
	칼	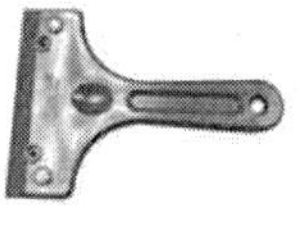 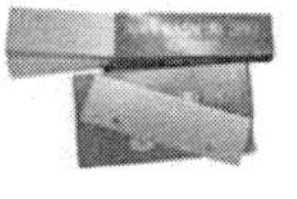	칼날이 두꺼워서 튼튼한 대신 칼날이 비싼게 단점이며, 예민함이 덜하다.
		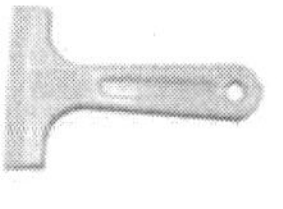 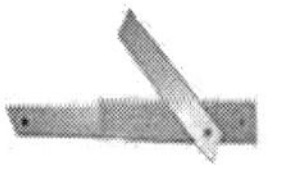	칼날을 고정시킬 때 종이테이프로 감싼 후 끼워서 사용하며, 칼날이 대형칼날에 비해 저렴하며 예민하게 작업 할 수 있다.
	대걸레	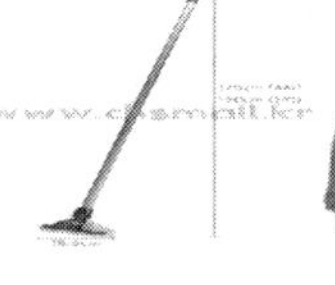 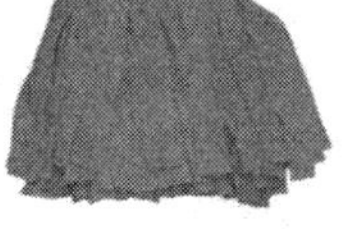	대걸레는 시중에 4자/5자 길이로 제작되어 나오는데 자신의 키에 알맞게 맞추어 사용해야 허리에 무리가 가지 않는다. 현재 높이를 조절할 수 있는 제품도 판매되고 있으며 걸레는 면, 합성, 극세사 종류의 걸레가 있다.

	손걸레	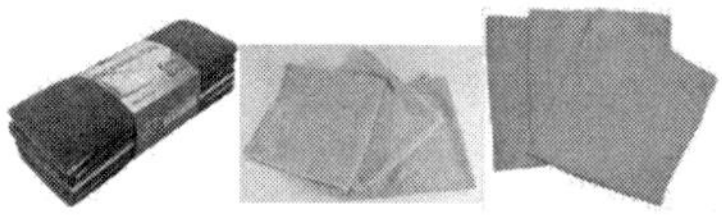	면 또는 극세사 걸레류가 있는데 청소구역에 따라 색상을 다르게 사용해야 위생적이다.
	유리용 걸레	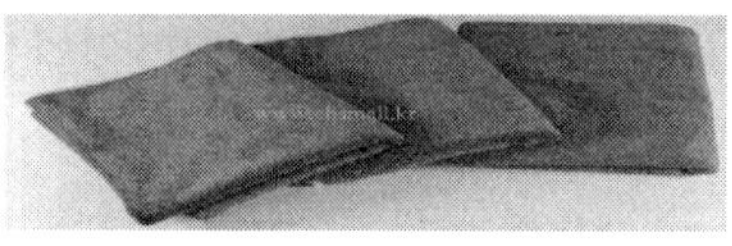	유리용 걸레는 보풀이 생기지 않는 원단의 걸레를 이용 마른 상태에서 마감질을 해야 유리 등에 얼룩이 생기지 않는다.
	장 갑	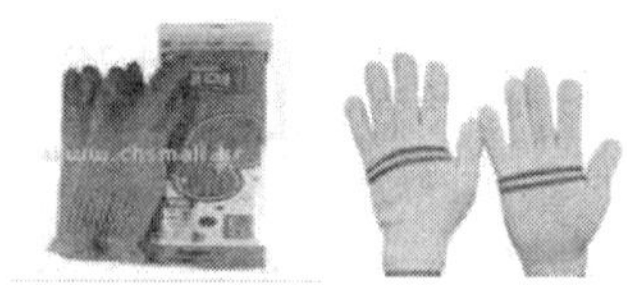	면종류의 속장갑을 착용해야 손에 습진을 예방 할 수 있고 고무장갑은 착용전 반드시 물이 새지 않나 검사 후 사용해야 손을 보호 할 수 있다.
	왁스맙	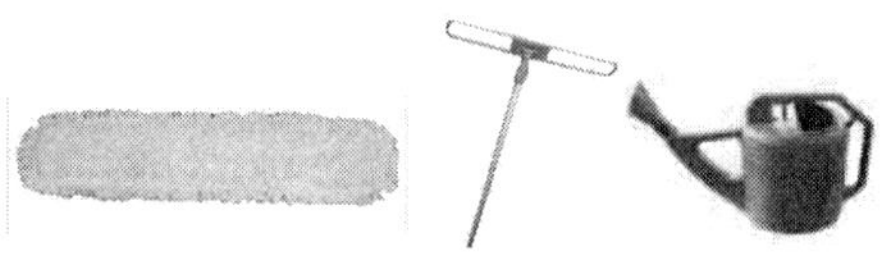	왁스맙은 사용 후 반드시 깨끗이 왁스를 제거해야 다음번에 사용 할 수 있다.
	사다리	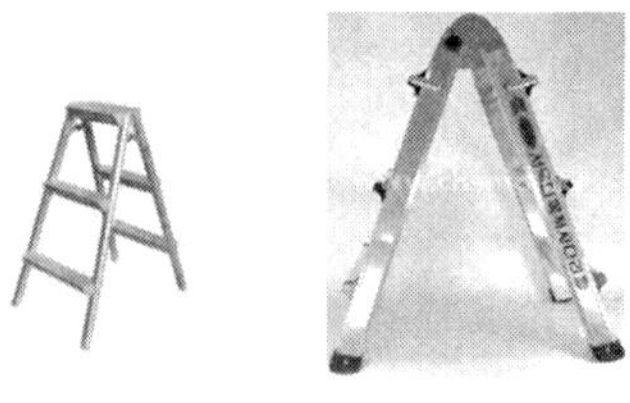	적절한 높이의 사다리를 사용하여야 안전 및 작업의 수월해진다.
	의 자	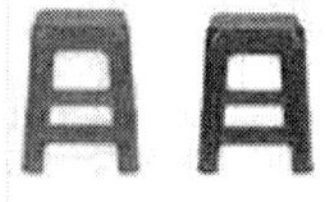	사용 전 반드시 파손여부를 확인하여 사용 안전사고를 예방할 수 있다.
	물 통	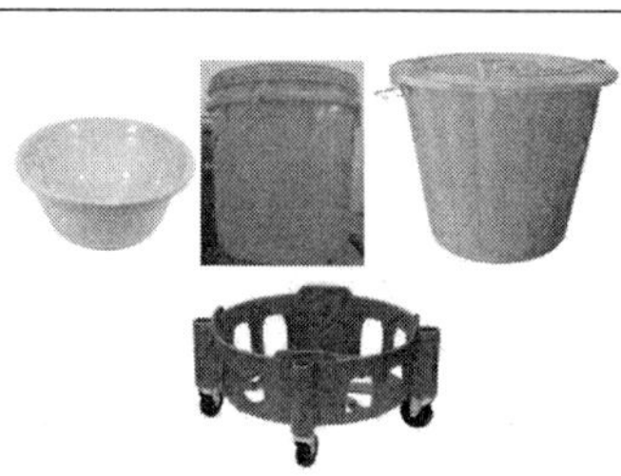	물 및 세제를 혼합 또는 운반 시 적절한 용기를 사용하여야 작업을 효율적으로 할 수 있다.

	운반. 수납 상자	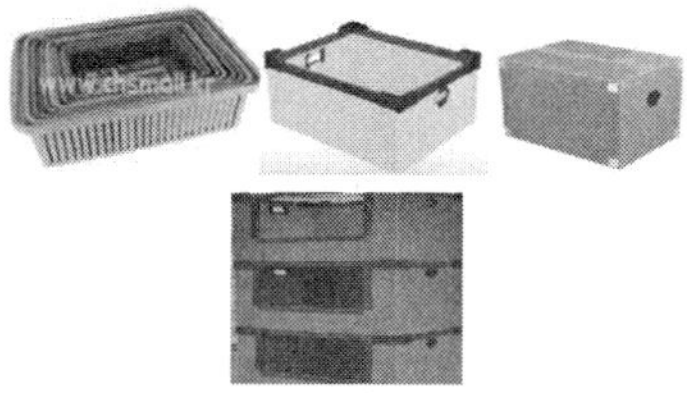	청소도구 수납 및 운반도구로 사용된다.
	수세미류	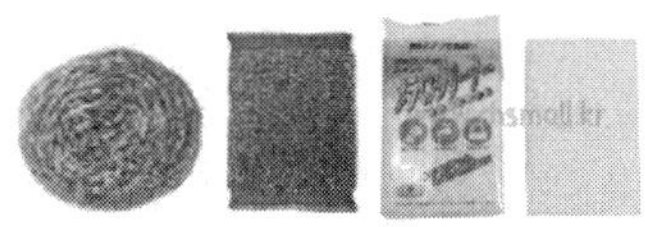	청소대상과 오염의 원인에 따라 알맞은 수세미를 사용해야 작업의 수월성 및 긁힘현상을 막을 수 있다.
	안전 표지판 보양 테이프 안전 테이프	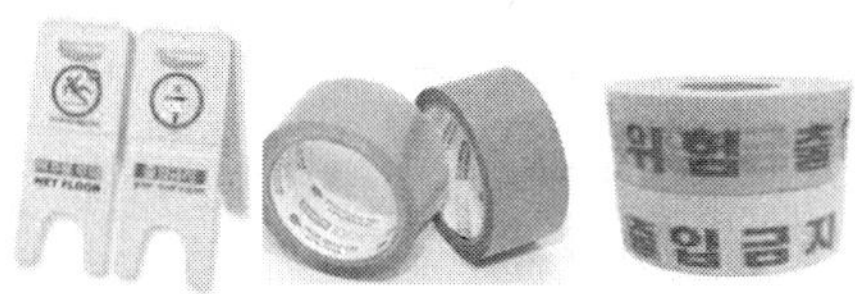	작업구간의 경계 및 표지판을 세워둠으로서 제3자의 작업 구간을 통제하여 안전사고 및 청소구간을 보호한다.

(자료출처 : 김일효 · 김소연(2019), 청소교육강사의 자격, 상학당, pp.90~96)

3) 제3요소 - 청소약품

청소약품이라 함은 청소에 사용되는 화학물질을 말하는 것으로서 청소약품은 특성과 용도에 따라 매우 다양한 종류가 있으나 국내 청소 현장에서 사용되는 청소약품의 종류에는 세제(세척제), 제거제, 광택제, 보호세, 살균 소독제, 보호제 등 5가지 종류로 분류된다.

세척제(세제)에는 다용도/강력세제와 중성 세제 및 산성 세제로 구분되고 광택제에는 바닥광택제와 금속광택제로 구분된다. 청소약품을 구체적으로 소개하면 다음의 〈표 24〉와 같다.

〈표 24〉 청소약품의 종류와 주요특성

약품구분		주요 특성	주요 용도
세제 (세척제)	다용도 /강력	알카리성을 띄는 세제로서 오염원이 복합적인 경우 사용되며 세제 중 범용으로 사용된다.	다목적 다용도 강력 세제
	중성	주로 일상관리에 사용되며 바닥 관리용으로 널리 사용된다. 세척력은 약하나 표면손상이 거의 없어 일상청소용으로 적합하다.	중성 세제
	산성	산성을 띄는 세제류로 오염원의 형태에 따라 사용되는 세제로 유리, 화장실, 카펫트 복구 작업에 사용되는 세제이다. 염착성에 영향을 주지 않고 물 때 결합하지 않는 특성을 가지고 있다.	유리세제 카페트 전 처리제 욕실세제 카페트 샴푸 카페트 흡출제
제거제		주로 알카리성을 띄는 약품군으로 기름 및 복합적으로 오염된 얼룩으로 제거하기 위한 용도로 만들어진 약품이다. 바닥 광택 제거제를 제외한 나머지 제거제들은 완제품 형태로 되어 있다.	바닥 광택 제거제 카펫얼룩 제거제 섬유얼룩 제거제
광택제	바닥 광택제	일반 바닥을 보호하고 광택을 높임으로서 외관을 수려하게 하여 건물의 가치를 높여 주는 기능을 하는 약품으로 분산제, 소포제, 왁스, 경화제, 믈등 여러 성분으로 이루어 진 약품으로 바닥에 필름 막을 형성해 주는 약품이다.	목재용 바닥 광택제 보호용 씰러 일반 바닥 광택제
	금속 광택제	스텐리스, 은, 황동 등과 같은 금속성 표면의 오염을 제거하고 광을 높일 수 있는 약품이다. 오일이 들어 있어 보호막을 형성해 주어 오염방지 효과도 제공해 주는 특징이 있다. 또한 광택기능, 세척기능 및 연마기능을 함께 가지고 있다.	스텐리스 크리너 은 광택제 황동 광택제
소독제	살균 소독제	살균 및 악취제거를 위한 약품으로 본래는 관계법령에 따라 사용되는 약품이나 아직은 특별한 법령 제한 없이 사용되고 있다. 우리나라에서는 락스 라고 불리는 표백제를 살균소독제로 많이 사용되고 있다.	알콜계 소독제 페놀릭계 소독제 결핵균 제거 소독제
보호제		불소와 같은 안정적인 물질을 사용하여 만든 약품으로 주로 카페트나 화장실의 타일 또는 그라우트이 표면을 보호하기 위하여 사용하는 약제이다. 바닥의 재질과 잘 맞아 표면에 잘 고착되어 오염으로부터 보호하여 주는 특징이 있다.	카페트 보호제 타일 보호제 그라우트 보호제

(자료출처 : 한국산업인력공단, 환경미화 학습 모듈, 청소약품 운용 p.551)

제4절 공중화장실 청소관리

1 공중화장실 청소의 의의

공중화장실 청소란 공중화장실 내외를 깨끗이 쓸고 닦음 또는 더러운 것을 없애어 깨끗이 함을 말한다. 전통적 청소개념은 쓰레기, 먼지, 때 등의 오염원을 제거하거나 주변 환경을 정리 정돈하는 활동을 말하고 현대적 청소 개념은 전통적 청소개념을 포함하여 청소대상 마감재의 색상과 기능 및 물리적 내용연수를 장기적으로 유지 보존하는 활동을 의미한다. 청소서비스는 청소활동을 통하여 생산하여 소비자에게 제공하는 서비스를 말하는 것으로 이에는 청결성 서비스, 위생성 서비스, 보건성 서비스, 미관성 서비스 등이 있다.

2 공중화장실 청소의 대상

화장실 청소 대상이란 청소를 실시해야 하는 목적물을 말하는 것으로 이에는 세면대 및 벽면, 소변기 및 벽면, 대변기 및 부스, 화장실바닥, 소모품, 기타 시설물(물비누 공급기, 화장지 공급기, 타월 공급기, 화장지 홀드, 쓰레기 통, 기저귀 교환대, 화단, 실내화단 내 시설물, 손 건조기, 출입문, 환기시설, 천장, 벽 마감재, 화장실 안내 표지, 배수구)등이 있다.

3 공중화장실 청소 품질 기준

청소작업을 통하여 달성해야 하는 일정한 청소서비스 수준을 말한다. 청소작업 결과 청소대상물별로 확보해야하는 청결 상태를 말한다. 공중화장실의 청소품질 기준은 다음과 같다.

〈표 25〉 공중화장실 청소품질 기준

수세식 변기	· 수세식 변기손잡이, 아래쪽에 설치된 수세밸브와 좌변기 또는 소변기에 연결된 물투하 파이프는 먼지와 얼룩이 없어야 한다. · 설치잔류물, 높은 곳에 설치된 물통과 같은 것은 청결하게 보여야 한다. 작은 얼룩이나 약간의 얇은 먼지는 있을 수 있다. · 요석이 보이지 않아야 한다.
샤워장	· 샤워장은 3가지 항목으로 나누어진다. · 샤워설비 · 샤워기/배수구를 포함한 젖은 바닥 · 샤워장 벽 · 상기 전 항목들은 먼지나 얼룩이 없어야 한다. ※ 비고 : 만일 세면기 안쪽이 피부 때나 비누찌꺼기 같은 앙금으로 오염되어 있다면, 표면으로 물 흐름으로 확인한다. 만일 세면기를 올바로 세척하였다면, 물은 배수구의 벽을 따라 엷은 막을 형성하며 흐른다. 만일 세면기를 제대로 세척하지 않았다며, 물이 벽을 따라 아래 쪽을 향하여 떨어지면서 울퉁불퉁한 흐름을 형성 하며 흐른다.
타월 공급기	· 먼지와 얼룩이 없어야 한다. · 비고 어떤 타월 공급기는 플라스틱 재질로 되어 있어서 마찰에 의해 정전기가 발생할 수 있다. 만일 이러한 공급기에 약간의 먼지가 보인다면 결함으로 간주한다.
물비누 공급기	· 먼지와 얼룩이 없어야 한다. · 공급기에는 물비누가 충분히 채워져 있어야 한다.

화장지 공급기	· 먼지와 얼룩이 없어야 한다. · 공급기에는 화장지가 충분히 채워져 있어야 한다.
화장지 홀더	· 먼지와 얼룩이 없어야 한다. · 홀더에는 화장지가 충분히 채워져 있어야 한다.
쓰레기통	· 쓰레기는 비워져 있을 것, 약간의 쓰레기(예 : 사람이 사용한 한두 장 정도의 휴지)는 있을 수 있다. · 쓰레기통 안쪽에 결점이 있는 것은 인정되나, 앙금이나 붙어 있는 쓰레기는 없어야 한다. 또한 쓰레기통 뚜껑에 대해서도 동일하다. 만일 쓰레기가 비닐봉지에 담겨 버려져 있다면 앞에서와 같이 적용한다. · 쓰레기통 뚜껑의 바깥쪽일지라도 먼지나 얼룩은 없어야 한다. 약간의 얼룩점은 뚜껑 바깥쪽에 있을 수 있다.
기저귀 교환대	· 먼지와 얼룩이 없어야 한다.

4 공중화장실 청소 일반 기준

공중화장실은 불특정 다수가 빈번하게 사용하는 곳이므로 오염되기 쉬운 곳이다. 따라서 공중화장실은 청결하고 깨끗하며 위생적으로 관리해야 한다.

공중화장실 관리인은 공중화장실의 청결과 위생유지를 위하여 다음과 같은 청소 일반기준을 설정하고 이행해야 한다.

1) 공중화장실 설치자는 공중화장실 관리인을 지정하여 관리해야 한다.
2) 청소는 1일 3회 이상 일상청소를 실시해야 하고, 주 1회 이상 특별 청소를 실시해야 한다.
3) 청결과 위생을 위하여 4월부터 9월 사이에는 주 3회 이상 소독을 실시하고, 11월부터 다음해 3월 사이에는 주 1회 이상 소독을 실시해야 한다.
4) 공중화장실 청소는 화장실 일상청소 10단계 프로세스에 따라 수행해야 한다.
5) 높은 곳에서 낮은 곳으로 청소한다.

6) 깨끗한 곳으로부터 더러운 곳으로 청소한다.
7) 화장실 외관 청소로부터 냄새의 원인이 되는 세균을 박멸한다.
8) 일상청소와 주간 청소를 구분하여 실시한다.
9) 청소결과에 대하여 점검 체크리스트에 따라 점검한다.
10) 청소결과 업무 일지를 작성하고 유지한다.
11) 청소장비를 적절하게 사용하여 청소한다.
12) 청소 약품사용법에 따라 청소약품을 사용해야 한다.
13) 청소미화원은 복장을 단정히 하고 청소에 임해야 한다.
14) 청소원은 공중화장실 청소에 있어 청소품질 기준을 준수해야 한다.

5 공중화장실 일상청소

공중화장실 관리인은 공중화장실 일상 청소를 공중화장실 청소 10단계 프로세스에 따라 청소를 실시해야 한다[4].

1) 제1단계 - 청소작업 준비 및 큰 쓰레기 줍기

① 해당일 청소 일정 및 목표를 확인한다.
② 청소작업복을 갈아입는다.
③ 청소 도구 장비 및 약품을 확인하여 청소 카트를 정렬한다.
④ 청소작업 및 약품 안전 수칙을 숙지한다.
⑤ 청소 중 알림 표지판을 해당 청소 화장실 입구에 세우고 청소 작업 중에는 이용자의 출입을 통제하여 다른 화장실 이용을 안내한다.
⑥ 공중화장실 내외의 큰 쓰레기를 줍고 카트 쓰레기 백에 수거하여 분리 배출

4) 행정안전부, 공중화장실 관리인 위생교육 지침, 청소교육 동영상자료 인용 및 재구성

한다.

⑦ 화장실 입구 쪽에 위치한 쓰레기통 쓰레기를 카트 쓰레기 백에 비우고 크루(Crew) 희석액으로 안과 밖을 닦는다. 만일 플라스틱 또는 비닐 덮개가 씌워져 있다면 상태를 점검한 뒤 오염되거나 훼손되어 있는 경우 새것으로 교체한다. 또한 여성화장실 위생처리 보관함의 내용물을 위생적으로 수거하고 처리한다.

⑧ 천장 또는 벽면에 거미줄이 있는 경우, 솔 또는 대걸레로 제거한다.

⑨ 바닥에 버림 껌이 있는 경우, 도구(헤라)를 이용하여 제거하고 솔에 세제를 묻여 잘 닦아 제거한다.

2) 제2단계 - 세면대 및 주변 벽 청소하기

① 크루(Clew)를 이용하여 세면대와 수도꼭지, 물마개 아래 등을 깨끗이 닦는다. 주변의 벽 얼룩은 GP포워드 희색액을 사용하여 주변 벽면을 청소한다.

② 세면대 수도꼭지 및 주변을 주변 남은 물기를 제거한다.

③ 오브플로어(물 넘침 구멍)은 솔을 집어넣어 청소한다.

④ 마른 걸레로 물기를 닦는다.

⑤ 배수파이프는 반드시 마른 걸레로 닦고 누수를 확인해야 하며 필요시 재봉틀 기름을 발라 둔다.

⑥ 세제로 거울을 닦고 마른 걸레로 마감한다. 거울의 물방울과 세제를 제거하기 위해서는 그렌스(Glance) 같은 세제를 사용할 필요 없이 거울에 물을 몇 방울 튀긴 뒤 페이퍼 타올을 이용하여 닦아 낸다(페이퍼 타올이 손타올 보다 훨씬 효과적임). 깨끗한 유리전용 타올(이지타올)이 없는 경우 손타올보다 페이퍼 타올이 효과적이다. 위에서부터 아래로, 더러운 곳에서 부터 깨끗한 곳으로 청소한다.

3) 제3단계 - 소변기 및 주변 벽 청소하기

① 소변기 내부에 크루 희석액을 1~2회 뿌려 준 뒤 보울맙 세트를 사용하여

구석 구석 저어 준다. 특히 소변기 p트랩 아래 부분은 미생물 서식으로 인하여 악취 발생처 이므로 매일 깨끗하게 닦아 낸다. 그리고 크루희석액을 뿌린 손 타올을 사용하여 정수 판넬에서 부터 아래로 변기 외부를 닦는다. 전체를 세제와 물걸레를 이용하여 청소하고 링 부위 요석을 제거한다.

② 찰탈식 트랩 및 소변기 접시를 청소하고 접시에 끼어 있는 요석을 제거한다.

③ 트랩 내부 솔을 넣어 안쪽까지 닥아 청소하고 끼어 있는 요석을 제거한다.

④ 소변기 주위 및 주변 벽면을 세제(GP포워드 희석액) 및 스폰지를 이용하여 청소한다.

⑤ 볼트캡 주위 남은 소변을 청소한다.

⑥ 소변기 및 벽면 남은 물기 및 세제를 제거하고 마른 걸레로 마무리 청소한다.

4) 제4단계 - 대변기 및 부스 청소하기

① 변기 내부에 크루 희석액을 1-2회 뿌려 준 뒤 보울맙 세트를 사용하여 구석 구석 저어 준다. 이어서 동양식, 서양식 변기 링 부위를 청소한다.

② 트랩부위 안쪽까지 청소하고 트랩 속 요석을 제거한다.

③ 마른걸레로 남은 세제 및 물기를 제거한다.

④ 주변 벽면 세제 및 스폰지로 청소하고, 볼트캡 마른 걸레로 물기 제거한다.

⑤ 바닥에 남은 세제 및 물기를 마른 걸레로 제거한다.

⑥ 대변기 전체와 부스 벽 양면을 마른 걸레로 물기를 제거하고 특히 동양식 변기 주변의 물기를 철저하게 제거한다.

5) 제5단계 - 화장실 바닥 청소하기

① 빗자루를 이용하여 바닥의 먼지나 쓰레기 및 오염원을 쓸고 특히 변기 아래를 주의하여 세심하게 쓸어 내고 쓰레받이를 이용하여 오물을 제거한다.

② 전체 바닥을 S자를 그리면서 젖은 마포질을 한다. 이때 크루 희석액을 조금 바닥에 뿌리고 젖은 걸레로 마포질을 한다.

③ 먼지 등 오염원을 물로 씻어 낸다.
④ 마른 걸레로 바닥에 남은 세제와 물기를 제거한다.

6) 제 6단계 - 손잡이 및 선반청소

① 화장실 내외 손잡이는 살균소독제 살포 후 마른 걸레로 닦아주고 선반은 세제를 이용하여 마른걸레로 청소한다.
② 여자화장실 내의 기저귀 교환대, 위생처리 보관함 등을 살균소독제를 살포하고 손타올(손걸레)로 청소한다.

7) 제7단계 화장실 기타 내외 벽면 및 파티션 청소하기

① 크루 희석재를 뿌린 후 손걸레로 청소하고 남은 벽면 세제 및 물기를 제거한다.
② 광고물이나 낙서가 있는 경우 이를 도구나 세제를 이용하여 제거한다.

8) 제8단계 소모품 공급기 및 기타 표시물 청소하기

① 남 · 녀 화장실, 화장실 사용 중 여부 알림 표지물 및 안내판 등을 청소한다.
② 화장지공급기, 손 건조기, 물비누 공급기 등의 먼지를 제거하고 마른 걸레로 닦는다.

9) 제9단계 - 소모품 보충하기

① 소모품을 점검한다.
② 부족한 페이퍼 타올이나 화장지, 비누, 핸드크리너 등은 보충한다.
③ 화장지가 소량 남아 있는 경우에는 새것으로 교체하고 빼낸 화장지 롤은 그 위에 올려놓는다. 적당량이 남아 있는 경우에는 화장지의 끝을 삼각형 모양으로 집어 이용자로 하여금 새것 같이 느끼도록 한다.

10) 제10단계 - 청소결과 확인 및 점검하기

① 청소 결과 점검 체크리스트 및 청소 품질 기준 표에 따라 청소 품질을 점검한다.
② 미흡한 부분이 있는 경우에는 보완 작업하여 청소 품질 수준을 유지한다.
③ 청소도구를 수거하고, 소모성 비치품 보충 여부 및 소모품 박스 잠김 여부도 확인한다.
④ 청소 점검결과를 당일 청소 점검 기록판 및 업무 일지에 기록하고 유지한다.

6 공중화장실 주간 청소

1주 1회 주간청소를 실시한다. 주간 청소는 변기 중심으로 청소하되 모든 변기에 고게더를 사용하여 대청소한다.

1) 변기의 청소

모든 변기 내부에 고게더를 일정량 부어 놓고 10단계 일상청소법에 따라 청소작업을 수행한다.

2) 변기 하단의 청소

1주일에 한번 크루 희석액을 사용하여 눈에 보이지 않은 변기하단을 청소하되 위에서부터 아래로 청소한다.

3) 모든 평면위의 먼지 제거

정전기용 먼지 털이개를 사용하거나 페이퍼 타올을 사용하여 묵은 먼지가 쌓이지 않도록 청소 한다.

7 공중화장실 청소의 약품 사용법

공중화장실 관리인은 화장실 청소 미화원에게 청소약품의 종류별 사용법을 교육하고 약품으로 인하여 안전사고가 나지 않도록 약품의 종류와 용도, 사용법 및 주의할 사항을 교육한 후에 약품을 사용하도록 감독해야 한다. 공중화장실에 주로 사용하는 약품의 종류와 용 및 사용법은 다음과 같다.

〈표 26〉 약품 사용법

약품 성격	명 칭	용 도	사용법
살균제	바이렉스 256	벽, 바닥등 단단한 표면세책 또는 살균	희석액을 손타올이나 젖은 마포에 묻혀 사용한다(희석율 256:1).
살균제	고게더	소변기 양변기 내부 강력 살균제 녹, 얼룩, 때 제거	변기안에 직접 붓거나 전용변기솔에 묻혀 살균, 세척 부분에 골고루 적셔준다(원액사용).
세척제	그렌스	화장실 설치물 코팅, 손 지문 기름때 부분제거 다목적 사용	분무기에 희석액을 분사한다. (희석율 40:1)
세척제	크 루	인산 함유 세척제 물 사용 화장실 석회질, 물때 제거	희석액을 분무기에 넣어 청소 부위에 분사한다(희석율 40:1).
세척제	GP포워드	페인트 칠한 벽면 금속, 플라스틱 면 세척	지정된 분무기에 넣어 사용한다(희석율 400:1).
세척제	다목적 오점 제거제	찌든 때, 오래된 오염 포도주스, 커피, 포도주, 초콜릿, 기름때 제거	얼룩이 있는 부위에 직접 묻히거나, 마른 손타올로 꾹꾹 찍어낸다(원액사용).

8 공중화장실 청소작업 안전관리

1) 청소약품 유해물질 안전관리

① 청소약품에는 다량의 화학 유해물질이 함유되고 있어 운반, 취급, 사용 시 물질안전 보건자료(MSDS)에 따라 취급 요령, 응급조치요령 등 위생안전교육을 실시해야 한다.

② 해당 청소약품 사용 시 반드시 보안경, 고무장갑 등 개인 보호 장구를 착용하고 취급해야 한다.

③ 해당 청소 약품 사용 시 사용 설명서대로 희석하여 사용해야 한다.

④ 청소작업 후 청소기기에 모인 청소 폐수는 강 알카리성 폐수로서 독소가 함유되어 있어 충분하게 물로 희석하여 방류하고 방류 결과를 청소업무일지에 기록하여 보관해야 한다.

2) 전기사용 청소장비 안전관리

① 젖은 손으로 청소장비 전원을 연결하지 않는다.

② 전기 청소 장비 사용 시 돌발적 사고 발생한 경우에는 전원을 차단하고 장비 사용을 중단해야 하며 책임자에게 보고하여 응급조치를 받아야 한다.

3) 고가 사다리 이용 청소 작업 안전관리

① 높은 곳(주로 천장 청소) 청소를 위하여 고가 사다리를 이용하는 경우에는 반드시 2인 1조가 되어 청소 작업을 실시해야 한다.

② 고가사다리 이용 청소 작업이 종료 할 때까지 고가 사다리를 손으로 잡아 움직이지 않도록 고정 해야 한다.

③ 청소작업 종료 후에는 고가 사다리를 2인 1조로 운반하되 운반 중 다른 물건과 추돌하지 않도록 주의한다.

4) 겨울철 결빙으로 인한 전도사고 안전관리

① 청소 후 남은 물을 화장실 입구 또는 화장실 안내 버리는 경우 온도 차이로 결빙되어 있어 화장실 이용자가 전도되는 사고가 발생하지 않도록 청소 후 남은 반드시 배수구를 통하여 방류해야 하나.

② 결빙으로 인하여 전도 사고가 발생할 경우, 뇌진탕, 골절 등의 사고가 발생할 수 있으므로 즉시 119의 협조를 얻어 병원 응급실로 후송하고 치료받도록 해야 한다.

5) 청소작업 현장 약품, 장비 도구 등 사전 정리 정돈 안전관리

① 청소작업 전에 반드시 청소 장비도구와 약품 기타 준비물 등을 정리 정돈부터 해야 한다.

② 청소작업 완료시 청소 장비와 도구 및 청소약품은 보간 창고 또는 장소에 원위치 시키고 다음에 사용할 수 있도록 정비 또는 보관해야 한다.

6) 자연재해 안전관리

① 일기예보를 항상 청취하여 폭설, 폭우, 태풍 등의 정보를 입수한다.

② 입수한 일기예보에 따라 폭설, 폭후, 태풍 등으로 인하여 피해가 발생하지 않도록 미리 대비한다.

9 공중화장실 청소관리사 용모 및 복장 관리

1) 용모 및 복장 단정

공중화장실 청소 관리사는 청소서비스 생산자로서 이용자에게 만족을 제공하는 위생관리자이므로 얼굴과 머리스타일 등의 용모와 근무복(유니폼), 신발, 장신구 착용상태 등의 복장을 단정하게 해야 한다.

2) 복장 용모 단정 프로세스

출근 → 출근 등록 → 탈의실에서 근무복 착용 → 미화원 복장 용모 자체 점검 → 미화원 청소작업 일정표 확인 → 청소카트 정렬 → 청소작업 시작 및 완료 → 공중화장실 관리인 청소 결과 점검 및 시정조치 → 미화원 청소 결과 보완 → 공중화장실 관리인 청소점검 결과 기록 및 유지

〈표 27〉 공중화장실 청소관리사 용모 및 복장

근무복	지급한 계절별 유니폼을 항상 청결하고 깨끗하게 착용하고 유지
머리스타일	· 남 : 짧고 단정한 머리, 이마와 귀가 보일 것 · 여 : 긴 머리는 묶어서 머리망 착용, 귀가 보이게 할 것
얼 굴	· 남 : 수염은 깔끔하게 깍고 정리된 상태 · 여 : 자연스러운 화장으로 단정한 상태
손	· 남 : 손톱은 짧게 깍고 청결한 상태 · 여 : 손톱은 적당한 길이에 투명색 또는 분홍색 계통의 자연스러운 색상의 매니큐어를 바르고 청결한 상태
신 발	· 남 : 검정색 작업화, 구두 또는 흰색 신발 · 여 : 베이지 색 작업화 또는 흰색 운동화
손목시계	화려하지 않은 일반적인 시계
공중화장실 사원증	목걸이 형태 항시 패용
메모지, 펜	항시 준비 및 휴대
관리 매뉴얼	상황 대처용으로 항시 휴대
양 말	신발 색에 맞춤
장신구	· 남 : 시계 외 착용하지 않음 · 여 : 시계 외 착용하지 않음

고무장갑	작업시에만 착용하고, 로비나 이용자 앞에서는 착용 금지
앞치마 및 개인소품	착용 금지
언 어	표준말을 사용하고 조용하게 말함
표정 및 태도	밝은 표정 친절한 태도 유지

제5절 공중화장실 방역소독관리

1 방역소독의 의의

방역소독이라 함은 공중화장실에서 전염병이 퍼지는 것을 예방하기 위하여 병원균 및 미생물의 생활을 피괴, 멸살시켜 증식력을 억제하는 살균 또는 물건에 묻어 있는 병원균을 약품, 열, 빛 따위로 박멸하는 것을 말한다.

2 방역소독의 대상

공중화장실에서 실시하는 방역소독의 대상에는 위생해충, 바이러스, 병원체,

박테리아 등이 있다. 여기서 말하는 위생해충이란 사람에게 바이러스 박테리어, 병원균을 옮기어 사람의 건강과 생명을 해치는 벌레로서 이에는 파리, 모기, 바퀴벌레, 쥐 등을 말하고 병원체란 병을 옮기는 매개체로서 이에는 세균, 바이러스, 기생충, 진균 등을 말한다. 또한 박테리아(Bacteria)란 식물에 속하는 미세한 단세포 식물을 말함 땅속, 물속, 공기 속, 생물체 속 등에 널리 분포하여 종류가 많음 다른 것에 기생하여 발효나 부패를 일으키고 病原(병원)이 되는 것을 말하며 바이러스(Virus)란 보통의 현미경으로 볼 수 없을 정도의 미생물, 유행성 감기, 코로나 19, 천연두 따위의 병원체을 의미한다.

3 공중화장실 설치자 및 공중화장실 관리인의 방역소독 책임

1) 공중화장실 설치자의 방역소독 책임

공중화장실 설치자(국가, 지방자치단체, 법인, 개인)는 공중화장실법이 규정하고 있는 기본시설 기준에 따라 공중화장실의 시설물을 설치 및 비치하고 화장실 운영방침과 계획을 수립하여 공중화장실 시설물을 관리하며 공중화장실법의 관리기준에 따라 적절하게 소독을 실시하여 화장실 이용자에게 위생상의 편의를 제공하고 복지 증진에 이바지해야 하는 최종 책임을 진다.

이를 위하여 공중화장실 설치자는 공중화장실관리인을 임명하고 임명된 공중화장실관리인으로 하여금 공중화장실 환경위생관리를 효과적으로 수행할 수 있도록 공중화장실 위생품질방침을 정하고 인력, 장비, 예산 등을 지원해야 한다. 또한 공중화장실 설치자는 공중화장실관리인을 적절하게 감독 지휘하여 공중화장실 위생관리에 최선을 다하게 하고 양질의 공중화장실 위생관리 서비스를 통하여 이용자를 전염병의 감염으로부터 보호해야 한다.

또한 공중화장실 설치자는 공중화장실이 설치자가 소유한 건축물이나 시설물에 부속되어 있는 경우에는 해당 건축물과 시설물의 유지관리 조직 및 그 구성원에게 공중화장실관리인의 화장실의 환경위생관리를 지원할 수 있도록 협력시스템을 갖추도록 해야 한다.

설치한 공중화장실이 독립적으로 존재하는 경우에는 임명한 공중화장실 관리인으로 하여금 환경위생관리를 통하여 이용자의 건강과 생명을 보호할 수 있도록 적절한 소독을 실시하도록 해야 한다.

2) 공중화장실 관리인의 방역소독 책임

공중화장실 자체운영을 책임을 지는 공중화장실 관리인은 공중화장실 설치자가 정한 공중화장실 환경위생관리 서비스 품질 방침에 따라 공중화장실관리 서비스 지침과 계획을 수립하고 공중화장실법에서 정하고 있는 관리기준에 따라 공중화장실 이용자가 위생상의 편의와 복지를 통하여 만족할 수 있도록 공중화장실 환경위생관리 업무를 철저하게 수행해야 한다.

운영하고 있는 공중화장실이 공중화장실 설치자의 소유 건축물이나 시설물에 부속되어 있는 경우에는 설치자의 협조를 받아 그 건축물 또는 시설물의 위탁관리 조직의 관리소장과 시설관리 팀장 및 환경위생관리 팀장, 그리고 안전관리 팀장의 협조를 받아 공중화장실의 환경위생관리 업무를 체계적으로 수행해야 한다.

설치한 화장실이 독립적으로 존재하고 자체 운영 · 관리하는 경우에는 공중화장실 관리인의 책임으로 환경위생관리업체를 용역으로 고용하여 운영하는 공중화장실의 환경위생관리 조치하여 양질의 환경위생관리 서비스를 적절하게 생산하고 이를 통하여 이용자의 건강과 생명을 보호해야 한다.

3) 공중화장실 부속 건축물 또는 시설물의 위탁관리업체 관리소장의 방역소독 책임

공중화장실을 부속하고 있는 건축물 또는 시설물을 위탁관리 계약에 의하여 위탁 관리하는 경우에는 해당 건축물 또는 시설물 소유자의 공중화장실 환경위생관리 서비스 품질 방침과 공중화장실관리인의 공중화장실 환경위생관리 서비스지침과 계획 및 공중화장실법 관리기준에 따라 위탁관리 조직의 환경위생관리팀장을 지휘하여 부속한 공중화장실의 소독을 중심으로 환경위생관리 업무를 철저히 수행하여야 한다.

4 공중화장실 소독의 주기

감염병 예방법에는 소독대상 시설에 따라 소독횟수 기준을 정하고 이에 따라 소독을 실시하도록 정하고 있다. 그러나 공중화장실법에서는 이와는 별도로 공중화장실법 시행령에서 월별 기간에 따라 4월부터 9월 사이에는 주 3회 이상, 10월부터 다음해 3월까지는 주 1회 이상 소독을 실시하도록 규정하고 있다.

5 방역소독의 일반 기준

1) 악취의 발산과 파리, 모기 등 해로운 벌레의 발생 번식 및 감염병 바이러스 전파를 차단하기 위하여 4월에서부터 9월까지는 1주 3회 이상 방역소독을 실시하고 10월부터 다음해 3월까지 기간에는 1주 1회 이상 소독을 실시한다.
2) 소독약제는 살충제 및 살균제를 중심으로 소독한다.
3) 살균, 살충, 구서 등의 방역소독에 사용하는 상품화된 약품은 전염병 예방용 살균, 살충제 등의 허가(신고)에 관한 규정에 따라 식품의약품안전청장의 허가를 받은 제품을 용법, 용량에 따라 한전하게 사용해야 한다.
4) 방역소독은 전염병 예방법에 따라 방역소독업체로 허가 받은 업체 및 그 소

속 종사자가 실시해야 한다.

5) 방역소독 작업자는 전염병 예방법에 따라 안전 장갑, 아면 보안구, 마스크, 방역복, 안전화 등 보호 및 안전장구를 갖춘 후에 소독 작업을 실시해야 한다.
6) 소독결과는 기록으로 유지한다.
7) 소독작업 전후 및 과정의 주의사항을 철저히 준수한다.
8) 소독작업 전에 소독 작업 안전, 약품 사용법, 소독 장비 사용법, 응급 사항 조치방법 등에 대하여 교육을 사전에 받아야 한다.
9) 소독 작업은 감염병예방법에 따라 시군구로부터 소독업의 허가를 받은 업체의 종사자가 소독을 실시하고 소독 실시 후에는 소독증명서를 교부해야 하며 소독실시 사항을 양식에 따라 자체적으로 기록하고 유지해야 한다.

6 소독작업의 프로세스

소독을 실시하기 위한 소독작업 프로세스는 다음과 같다.

1) 소독계획을 수립한다.
2) 소독대상을 확정한다.
3) 소독약제를 선택하고 조제한다.
4) 소독장비에 약제를 주입한다.
5) 소독을 실시한다.
6) 소독결과를 조사한다.
7) 소독증명서(소독필증)을 교부한다.
8) 소독사실을 소독실시대장에 기재 및 보관한다.

7 소독방법

바이러스, 박테리아 등 병원균 등을 효과적으로 살균, 살충, 구서하기 위하여 감염병예방법에서 정하고 있는 소독 요령 및 절차를 말하는 소독의 방법은 소독 대상에 따라서 청소, 소독, 방제, 구서(쥐의 방제) 등의 방법이 있다. 소독 대상에 따른 구체적인 소독방법은 다음과 같다.

1) 청 소

오물 또는 오염되었거나 오염이 의심되는 물건을 수집하여「폐기물관리법」에 따라 위생적인 방법으로 안전하게 처리해야 한다.

2) 소 독

① 소각 : 오염되었거나 오염이 의심되는 소독대상 물건 중 소각해야 할 물건을 불에 완전히 태워야 한다.

② 증기소독 : 유통증기(流通蒸氣)를 사용하여 소독기 안의 공기를 빼고 1시간 이상 섭씨 100도이상의 증기소독을 해야 한다. 다만, 증기소독을 할 경우 더럽혀지고 손상될 우려가 있는 물건은 다른 방법으로 소독을 해야 한다.

③ 끓는 물 소독 : 소독할 물건을 30분 이상 섭씨 100도 이상의 물속에 넣어 살균해야 한다.

④ 약물소독 : 다음의 약품을 소독대상 물건에 뿌려서 소독한다.

- 석탄산수(석탄산 3% 수용액)
- 크레졸수(크레졸액 3% 수용액)
- 승홍수(승홍 0.1%, 식염수 0.1%, 물 99.8% 혼합액)
- 생석회(대한약전 규격품)

- 크롤칼키수(크롤칼키 5% 수용액)
- 포르마린(대한약전 규격품)
- 그 밖의 소독약을 사용하려는 경우에는 석탄산 3% 수용액에 해당하는 소독력이 있는 약제를 사용해야 한다.

⑤ 일광소독 : 의류, 침구, 용구, 도서, 서류나 그 밖의 물건으로서 가목부터 일광소독을 해야한다.

3) 질병매개곤충 방제(防除)

① 물리적 · 환경적 방법

- 서식 장소를 완전히 제거하여 질병매개곤충이 서식하지 못하게 한다.
- 질병매개곤충의 발생이나 유입을 막기 위한 시설을 설치해야 한다.
- 질병매개곤충의 종류에 따른 적절한 덫을 사용하여 밀도를 낮추어야 한다.

② 화학적 방법

- 질병매개곤충에 맞는 곤충 성장 억제제 또는 살충제를 사용하여 유충과 성충을 제거해야 한다.
- 잔류성 살충제를 사용하여 추가적인 유입을 막아야 한다.
- 살충제 처리가 된 창문스크린이나 모기장을 사용해야 하다.

③ 생물학적 방법

- 모기 방제를 위하여 유충을 잡아먹는 천적(미꾸라지, 송사리, 잠자리 유충 등)을 이용한다.
- 모기유충 서식처에 미생물 살충제를 사용한다.

4) 쥐의 방제

① 위생적 처리

- 음식 찌꺼기 통이나 쓰레기통의 용기는 밀폐하거나 뚜껑을 덮어 먹이 제공을 방지해야 한다.

- 쓰레기 더미, 퇴비장, 풀이 우거진 담장 등의 쥐가 숨어있는 곳을 사전에 제거함으로써 서식처를 제거한다.

② 건물의 출입문, 환기통, 배관, 외벽, 외벽과 창문 및 전선 등을 통하여 쥐가 침입하지 못하도록 처리해야 한다.

③ 쥐약을 적당량 사용하여 쥐를 방제한다.

5) 소독약품의 사용

살균 · 살충 · 쥐잡기 등의 소독에 사용하는 상품화된 약품은「생활화학제품 및 살생물제의 안전관리에 관한 법률」제3조제4호에 따른 안전확인대상생활화학제품(살균제품 및 구제제품으로 한정한다) 또는 같은 조 제8호에 따른 살생물제품(살균제류 및 구제제류로 한정한다)으로서 환경부장관의 승인을 받은 제품을 용법 · 용량에 따라 안전하게 사용해야 한다.

8 소독작업 안전 및 유의 사항

1) 소독안전 일반 유의 사항

① 소독약품과 소독장비 사용법과 위험관리 및 병원성 미생물에 대한 충분한 교육을 받아야 한다(교육 내용은 부속서 E참조).

② 소독을 실시하기 전에 필요한 작업안전 요령 및 사고 발생 시 응급조치 등에 관한사항을 충분히 숙지해야 한다.

③ 소독작업자는 신체를 청결하게 유지하고 정해진 작업복, 모자, 안경, 마스크, 작업화 등 안전장구를 착용해야 한다.

④ 작업 목적을 이해하고 소독대상에 따라 사용약품 및 장비의 종류와 수량 등

을 미리 점검해야 한다.

⑤ 야외 소독작업 시 바람의 방향이 작업자의 후면이나 측면이 되도록 하여 약품이 신체나 옷에 묻지 않도록 하고 동시에 분무기나 차량에도 영향을 받지 않도록 해야 한다.

⑥ 살포작업은 하루 4시간이상 하지 않도록 해야 하며 소독작업 중에 음식섭취, 음주, 흡연, 피부접촉, 화장행위 등을 하지 않도록 해야 한다. 부득하게 음식물이나 음료수를 섭취할 때에는 손과 얼굴을 비눗물로 깨끗하게 씻은 후에 섭취하도록 해야 한다. 살균소독시에는 필요한 경우 병원체에 대한 검사나 면역접종을 받아야 한다.

⑦ 소독약제와 장비는 통풍이 잘되는 곳에 보관하고 시건장치를 하여 아무나 출입하지 못하도록 하며 음식물이나 농산물과 함께 보관하지 않도록 해야 한다.

⑧ 사용한 장비는 물로 씻어 낸 다음 창고에 잘 보관해 두었다가 다시 사용해야 한다.

⑨ 약제 희석 또는 조제용도로 사용하였던 그릇이나 제약 용기 등은 중독사고가 발생할 수 있으므로 주의를 적색 글씨로 표시하여 잘 보이는 곳에 두고 빈 용기는 사용 후 반드시 회수하여 처리해야 한다.

⑩ 아이들이나 애완동물이 접근이 쉬운 곳이나 식품 저장 창고 식당 같은 곳에서는 독먹이를 설치하지 말아야 한다.

⑪ 소독작 현장의물품은 관계자의 허가 없이 반출하거나 이동 또는 반출 않도록 해야 하며 미생물 오염지역에서 반출되는 모든 물건 및 장비는 반드시 오염을 제거해야 한다.

2) 소독작업 전 주의 사항

① 소독제 개봉 시 약물이 몸에 묻지 않도록 주의해야 한다.

② 희석비율 또는 희석배율을 반드시 지켜져야 한다.

③ 희석작업은 바람을 등지고 해야 한다.

④ 조제작업 시에도 방제복을 착용해야 한다.

⑤ 약제 살포 전 장비를 점검해야 한다.

3) 소독약포 전 주의 사항

① 흡연하지 말 것
② 맨손으로 살포하지 말 것
③ 목에 수건을 걸지 말 것
④ 스리퍼를 착용하지 말 것
⑤ 헐렁한 옷을 입지 말 것
⑥ 안면 보호구를 착용할 것
⑦ 보호장갑, 보호장화, 보호복을 착용할 것
⑧ 앞치마와 호흡 보호구를 착용할 것

4) 소독약 살포시 일반적 주의 사항

① 온도가 높은 시간대에 방제작업 금지할 것
② 바람을 등지고 살포할 것
③ 1시간 작업하고 10분 휴식할 것
④ 소독작업 중에 흡연 음식물 음료수 섭취 하지 말 것

5) 소독약 살포 후 주의 사항

① 남은 소독약은 안전하게 보관할 것
② 약제 빈병은 한 곳에 모아 둘 것
③ 소독약제, 방제 장비 사용 후 방치하지 말 것
④ 남은 소독약은 포장지를 교체하지 말 것

6) 응급사고 발생 시 일반 조치

① 중독사고 발생 시 소독작업을 즉시 중단할 것
② 중독자를 신선한 공기가 있는 곳으로 이동 시킬 것
③ 흡입에 의한 중독일 경우에는 상의 단추와 허리띠를 풀어 안정시킨 후 병원으로 긴급 후송할 것(119 신고 및 이송)
④ 의사에게 중독원인 약제명, 중독 시 상황, 경과 시간, 환자 상태 등을 설명할 것

9 소독 약품 사용법

〈표 28〉 소독 약품 사용법

약품성격	명 칭	용 도	사용법
살균제	바이렉스256	벽, 바닥 등 단단한 표면세척 또는 살균	희석액을 손타올이나 젖은 마포에 묻혀 사용한다(희석율 256:1).
살균제	고게더	소변기, 양변기 내부 강력 살균제로 녹, 얼룩, 때 제거	변기안에 직접 붓거나 전용변기솔에 묻혀 살균, 세척 부분 골고루 적셔 준다(희석율 : 원액 사용).

10 소독 장비 사용법

〈표 29〉 소독 장비 사용법

장비명	용 도	사용법
수동식 분무기	잔류 분무용으로 일반적인 소독작업에 사용되는 기본 장비	약제 밸브를 열고 분사
연막 소독기	공간살포용 휴대용, 차량용	시동이 된 후 4~5초 후에 분사레버를 열어 분사
초미립자 살포기	살충제 살포용	노즐의 방향을 하향하지 않고 45도 각도로 분사
동력식 분무기		엔진, 모터 작동시켜 살충제 분사

Chapter

07 공중화장실 안전관리

제1절 공중화장실 안전관리의 의의

1 공중화장실 안전관리의 개념

공중화장실에 잠재적으로 존재하거나 존재할 수 있는 각종 위험을 최소화하거나 위험을 예방 또는 방지하는 활동을 말한다. 다시 말하면 공중화장실 안전관리라 함은 공중화장실 시설의 안전과 종사자의 안전 및 이용자의 사망, 위해, 부상, 질병의 감염으로부터 사람을 보호하거나 재산의 감손이나 멸실을 예방 또는 방지하는 활동을 말한다.

여기서 말하는 안전이란 사람이 사망, 위해, 상해, 부상, 질병의 감염으로부터 자유로운 상태를 의미하고 재산의 멸실 또는 감손으로부터 자유로운 상태를 의미한다.

2 공중화장실 잠재 위험의 종류

공중화장실에 존재하는 잠재위험에는 재산의 가치를 감손 또는 멸실하는 화재위험과 자연재해 위험 및 도난 위험 등이 있으며 사람의 생명과 건강, 위해, 상해, 부상, 질병의 감염에 악영향을 미치는 성범죄 위험, 질병감염 위험, 작업안전, 청소약품 위험 등이 있다.

3 공중화장실 안전관리의 대상

공중화장실 안전관리를 통하여 안전을 확보해야 하는 대상에는 공중화장실 시설 안전관리 대상과 종사자 안전관리 대상 및 공중화장실 이용자 안전관리 대상 등이 있다.

공중화장실 시설관리 안전 확보는 물리적 위험을 통제하여 안전을 확보하고자 하는 물적 안전관리이고 종사자 및 이용자 안전 확보는 인적 안전 확보 대상이다. 전자에는 화재나 도난 및 자연재해 위험 등이 중요한 안전관리의 대상이 되며 후자에는 성범죄. 질병 감염, 청소약품 등이 중요 안전관리의 대상이 된다. 이를 구체적으로 설명하면 다음과 같다.

1) 공중화장실 이용자 안전관리

공중화장실 안전관리를 통하여 위험요인을 최소화하고 화재, 도난, 성범죄, 질병감염 등의 위험사고를 예방하여 공중화장실 이용자가 안전하게 공중화장실을 이용할 수 있도록 지원하는 안전 확보 활동을 말한다.

2) 공중화장실 종사자 안전관리

공중화장실관리 종사자가 공중화장실의 시설관리와 환경위생관리 및 안전관리 활동을 수행하는 과정에서 어떠한 위험으로 인하여 안전사고가 발생하지 않도록 위험시설을 점검하고 예방하여 사망, 위해, 부상, 상해, 질병의 감염 없이 공중화장실을 관리할 수 있도록 안전을 확보하는 것을 말한다.

3) 공중화장실 시설 안전관리

공중화장실 시설의 멸실 방지 또는 훼손이나 파괴, 도괴, 물리적 충격으로부터 시설을 보호하여 안전을 확보하는 일을 말한다.

제2절 공중화장실 안전관리의 책임과 권한

1 공중화장실 설치자 및 운영자

공중화장실 안전관리 서비스 품질방침을 설정하고 공중화장실 관리인을 지명하여 위탁관리 또는 자체 관리 조직을 구축하여 공중화장실을 안전하게 유지하도록 제반사항을 조치해야 하며 공중화장실 안전관리 예산을 지원해야 한다.

2 공중화장실 부속 건축물 또는 시설물의 관리소장

위탁관리의 경우 건물관리소장은 공중화장실 안전관리 서비스 품질 방침과 지침 및 목표를 확인하고 공중화장실 안전관리 업무를 포함한 운영관리 계획 내용 등을 파악해야 하며 공중화장실관리 서비스 품질 매뉴얼에 따라 공중화장실관리 조직 분야별로 담당 업무를 분장하고 지휘 감독해야 한다.

3 공중화장실 관리인

지명 받은 공중화장실 관리인은 공중화장실 설치 및 운영자의 안전관리 서비스 방침을 실행하기 위하여 안전관리 서비스 품질 지침과 안전관리 관리 목표를 설정하고 공중화장실 안전관리를 포함하여 운영계획을 수립한다.

또한 공중화장실관리인은 공중화장실관리 서비스 품질 매뉴얼과 절차서 및 지침서를 작성하고 이를 위탁용역회사의 관리소장 또는 자체 조직의 담당자에게 이행하도록 교육하고 이행 여부를 감독해야 한다.

4 안전 관리자

공중화장실 안전 관리자는 안전관리 규정에 따라 공중화장실 관리자와 이용자의 안전 확보 및 시설의 안전관리를 위하여 화재, 도난, 성범죄 위험 등을 예방해야 하며 만일 의 경우, 피해가 발생하는 경우 이에 대한 보상 지침서에 따라 보상해야 한다.

공중화장실 안전관리 업무 실시 결과는 문서로 기록하고 유지해야 하며 이를 공중화장실 관리인을 경유하여 공중화장실 설치 및 운영자에게 정기적으로 보고해야 한다.

제3절 공중화장실 안전관리 서비스

1 공중화장실 이용자 안전 서비스

공중화장실 설치자 및 운영자(공중화장실 관리인)은 공중화장실을 부속하고 있는 건축물 또는 시설물 관리 조직의 협조를 받아 공중화장실 이용자의 안전을 최우선적으로 확보해야 한다. 공중화장실 관리인은 공중화장실 이용자의 안전 확보를 위하여 다음 사항을 조치해야 한다.

1) 공중화장실 이용자의 각종 안전사고를 대비하여 긴급대응 시스템(예, 119, 112 등)과 비상연락망을 구축하고 이를 평상시에도 운영하여야 한다.
2) 공중화장실 이용자의 안전관리를 위하여 공중화장실 안전관리 계획을 수립하고 운영해야 한다.
3) 공중화장실 이용자의 각종 안전사고 시 대피하거나 안전을 확보할 수 있도록 관련법규나 규정에 따라 안전시설을 확보하고 유지해야 한다.
4) 공중화장실 이용자가 공중화장실 이용 시에 질병의 감염을 방지할 수 있도록 공중화장실법의 관리기준에 따라 방역소독을 실시해야 한다.
5) 화재보험, 산업재해 보상보험 및 영업배상 책임보험 가입 등 사고 피해 보상 수단을 강구해야 한다.

2 공중화장실관리 종사자 안전 서비스

공중화장실 설치자와 운영자 및 관리자는 공중화장실의 시설관리와 환경위생 관리 및 안전관리 종사자가 공중화장실 관리 중에 각종 사고를 당하여 인적 물적 피해를 당하지 않도록 다음 조치를 강구해야 한다.

1) 공중화장실관리 안전 수칙을 제정하고 이를 공중화장실 종사자에게 교육하여 가 안전수칙을 철저하게 준수하도록 조치한다.
2) 고가 사다리 이용 작업이나 방역소독 작업 시 안전사고가 발생하지 않도록 2인1조로 작업하도록 감독해야 한다.
3) 화재보험이나 산업재해 보상보험 및 영업배상 책임보험 가입 등 사고 피해 보상 수단을 강구해야 한다.

3 공중화장실 시설 안전관리 서비스

공중화장실 이용자가 시설의 문제로 인하여 피해가 발생하지 않도록 예방 점검을 정기적으로 실시하여 공중화장실 이설의 안전을 항상 확보하고 있어야 한다. 이를 위하여 공중화장실 운영자(공중화장실관리인 포함)는 다음사항을 조치해야 한다.

1) 공중화장실 점검계획을 수립하고 이에 따라 정기적으로 점검하고 고장 난 부분은 정비 보수하고 원상 복구해야 한다.
2) 시설로 인하여 단전, 단수 화재 등 비상황이 발생할 경우에는 방송시설을

공중화장실 내에 설치하고 운영하여야 한다.

3) 비상연락망과 비상상황대응 시스템을 구축하고 항시 운영해야 한다.

4) 화자재보험 등에 가입하고 피해 보상 수단을 강구하고 있어야 한다.

5) 풍수해 등 자연재해 피해를 최소화하기 위하여 필요한 장비를 확보하고 항상 비상상황 발생 시에 즉시 사용할 수 있도록 조치한다.

6) 겨울철 동파방지를 위하여 단열보온, 열선 설치 등을 강구한다.

7) 시설안전에 문제가 발생할 때에는 공중화장실을 부속하고 있는 건축물 또는 시설물 관리 조직의 협조를 받아 선 대응하게 하고 이의 결과를 공중화장실 설치자에게 보고하여야 한다.

8) 안전사고 발생 시 이에 대한 원인을 조사하고 재발방지 대책을 수립하여 유지해야 한다.

9) 안전사고 발생 시 그 피해를 보상해야 하고 원인과 대책 및 피해 보상 등에 대하여 문서로 기록하고 유지해야 한다.

10) 안전사고 방지를 위하여 공중화장실관리 종사자들에 대하여 안전관리 교육을 정기적으로 실시하고 교육 결과를 기록하고 유지해야 한다.

11) 공중화장실관리인은 사고 발생 시 사고의 경중과 위급성에 따라 119 또는 112 등에 통보하는 등 응급조치를 강구해야 하며 이를 공중화장실 설치자 및 협력 관리소장에게 보고해야 한다.

12) 사고로 인하여 피해가 발생되었을 경우에는 피해보상 지침에 따라 이를 보상하고 이를 기록으로 유지해야 한다.

13) 공중화장실 관리인은 공중화장실 이용자의 피해 보상 수단인 화재 보험과 영업배상 책임보험 등을 공중화장실 설치자의 승인을 얻어 가입하고 관리해야 한다.

제4절 공중화장실 안전관리계획 수립 및 안전관리활동

1 공중화장실 안전관리 계획 수립

공중화장실 관리인은 운영하고 있는 공중화장실의 안전 확보를 위하여 안전관리 계획을 수립하고 운용하여야 한다. 안전관리 계획에는 공중화장실 이용자의 안전과 공중화장실관리 종사자 및 공중화장실 시설의 안전관리 계획을 포함하여 수립해야 한다.

수립한 공중화장실 안전관리 계획은 공중화장실 설치자에게 보고하고 이를 공중화장실을 부속하고 있는 건축물 또는 시설물관리 소장과 공중화장실 안전관리 계획 내용을 공유하여야 한다.

2 공중화장실 안전관리 활동

공중화장실 관리인은 안전관리 계획에 따라 정기적으로 점검하고 위험을 제거 또는 최소화해야 하며 점검결과를 기록으로 유지해야 한다. 또한 안전관리 계획에 따라 정기적인 순찰을 실시하고 순찰 결과를 기록 유지해야 한다.

공중화장실 관리인은 공중화장실관리 종사자에게 공중화장실종사자 교육지침서에 따라 안전교육을 실시하고 교육결과를 기록으로 유지해야 한다. 안전관리 교육에는 다음 사항을 포함하여야 한다.

1) 화재 위험 예방 및 대응방법
2) 장비 사용 시 주의 사항 및 비상상황 대응방법
3) 약품 사용 시 주의 사항 및 안전관리
4) 작업 안전관리
5) 도난위험 사고 방지
6) 성범죄 예방책
7) 자연재해 비상대비 대응 방법
7) 휴무일 안전관리
8) 질병예방 방법

제5절 안전사고 발생 보고 및 조치사항과 재발방지대책 수립

1 안전사고 발생 보고 및 조치사항

공중화장실 관리인은 관리하고 있는 공중화장실에서 안전사고가 발생했을 경우에는 비상상황을 공중화장실 설치자와 공중화장실을 부속하고 있는 관리소장에게 지체 없이 보고하고 비상연락망 관계자에게 통보하여 비상상황 피해를 최소화해야 한다. 또한 인명피해가 발생하지 않도록 119, 112 등에 협조를 구해야하고 병원 후송 등 응급조치를 강구해야 한다.

공중화장실 관리인은 공중화장실 안전관리 규정에 따라 안전사고 보고서를 사고당사자와 목격자의 진술을 토대로 작성하고 이를 공중화장실 설치자에게 보고해야 한다.

2 안전사고 발생원인 조사 및 재발방지 대책 수립

공중화장실관리인은 안전사고 발생 시에는 발생 원인을 객관적으로 조사하고 재발방지책을 수립하여야 한다.

공중화장실 관리인은 작성한 공중화장실 안전사고 원인과 재발방지 대책 내용을 공중화장실관리 종사자에게 안전관리 교육을 실시하고 재발하지 않도록 조치해야 한다.

제6절 비상상황 대비 및 대응조치사항

1 비상상황의 개념

공중화장실 관리 과정에서 갑자기 발생할 수 있는 화재, 단전, 단수, 테러, 성범죄, 살인, 방화, 누수 등과 같이 돌발적으로 발생한 사건사고로서 정상적인 상태 가 아닌 일, 예사로운 일이 아닌 긴급 사태 등을 말한다.

공중화장실 관리인은 화재, 독극물사고, 테러 및 폭발물, 정전, 단수, 가스누출, 누수사고가 발생하면 관계자에게 즉시 보고 또는 통보해야 한다. 보고 및 통보 대상은 다음의 비상연락망의 관계자이다. 비상연락망이란 사건 사고로 비상상황이 발생하는 경우 긴급하게 연락해야 하는 연락처 기관이나 사람으로 연결되어 있는 그물망을 말한다.

비상연락망에는 내부 비상연락망과 외부 비상연락망이 있다. 내부 비상연락망은 내부 조직계통에 보고해야 하는 대상으로서 공중화장실 설치자와 공중화장실을 부속하고 있는 건물 또는 시설물의 관리소장과 방재실장 등이 있다. 또한 외부 비상 연락망에는 사건 사고 성격별로 소방서, 경찰서, 한전, 도시가스공사, 수도사업소, 보건소, 응급병원 등이 있다.

〈표 30〉 비상 연락망(안)

담당 기관 또는 부서	연락처	비 고
공중화장실 설치자		건축물 또는 시설물 소요자
공중화장실 부속 건축물 관리소장		
중앙감시실(방재실)		
관할 소방서		119
관할 경찰서		112
의료병원 또는 응급실		
수도사업소		
한국전력		
도시가스공사		

2 공중화장실 관리인의 비상상황 대비 및 대응 조치사항

1) 공중화장실 관리인은 안전관리 서비스를 제공해야 한다. 공중화장실 관리인은 이용자와 종사사 및 시설의 안전 확보를 위하여 공중화장실 안전관리

규정(절차서) 및 비상상황 대응대비 지침서에 따라 다음과 같은 안전관리 서비스를 제공해야 한다.

2) 공중화장실 관리인은 이용자와 종사자 및 시설의 안전을 최우선적으로 확보하기 위하여 비상상황에 대처하는 대책을 수립하고 대응방안을 유지하고 있어야 한다.
3) 공중화장실 이용자와 종사자 및 시설의 안전을 확보하기 위하여 화재예방 서비스, 도난방지 서비스. 성범죄예방 서비스를 제공해야 한다.
4) 각종 안전사고에 대비하여 응급체계(119, 112 등 긴급조치 시스템과 비상 연락망)를 갖추어야 한다.
5) 각종 사고 발생 시 신속한 대피가 가능하도록 화장실 내에 대피 안내도를 부착하고 대피, 피난, 구조 시스템 및 안전시설과 장구를 갖추고 있어야 한다.
6) 공중화장실 이용자가 이용 중에 사고를 당하지 않도록 지원하기 위하여 시설 전반에 걸쳐 일일 점검을 실시하고 안전에 문제가 있을 것으로 예상되는 경우에는 즉시 수리하여 위험을 제거해야 하며 안전 확보 노력을 지속적으로 수행해야 한다.
7) 공중화장실 시설에 대하여 정기적인 점검 계획을 수립하여 안전에 문제가 없도록 한다.
8) 공중화장실 화재, 정전, 승강기 고장, 단수, 자연재해(비상상황)등으로부터 이용자를 보호하기 위하여 비상상황 대응방법을 화장실 내외에 부착하고 사전 안내해야 한다.
9) 공중화장실을 부속하고 있는 건축물 또는 시설물의 승강기 고장을 방지하기 위하여 정기적으로 점검을 실시하고 유지 관리해야 한다.
10) 공중화장실을 부속하고 있는 건축물 또는 시설물의 정전사고에 대처하기 위하여 비상 발전설비, 무정전 전원공급 장치(UPS)를 확보하여 운용해야 한다.
11) 공중화장실을 부속하고 있는 건축물 또는 시설물의 누수로 인하여 공중화장실 이용에 불편을 제거하기 위하여 방수조치, 누수 감지 장치 등을 설치해야 한다.
12) 건축물 또는 시설물에 부속한 공중화장실에 동파방지를 위하여 단열 보온,

열선 등으로 배관의 동파를 방지해야 한다.

13) 안전사고 발생 시 원인을 규명하고 재발방지 대책을 수립하여 안전관리에 적용해야 한다.

14) 공중화장실 이용 시 이용자에게 피해가 발생할 경우를 대비하여 피해 보상체계를 갖추고 이를 보상해야 하며 피해보상 결과는 기록으로 유지해야 한다.

15) 피해 보상을 담보하기 위하여 화재보험, 손해보험, 공중화장실 영업배상 책임 보험, 제조물 책임보험 등에 사전 가입하고 관리해야 한다.

16) 안전사고 발생 즉시 화재발생 대피방송, 응급처치, 병원 후송, 관계기관 및 비상연락망 보고 및 신고 등 상황별 필요한 안전관리 규정에 따라 조치해야 한다.

제7절 비상상황별 대응절차

1 화재 발생시 대응절차

화재경보기 작동 → 화재현장 확인 → 소방서 화재발생 신고(119) → 화재 발생 방송 및 대피 유도 → 소방관 도착 전 소화기 및 소화전 사용 초도 진화 → 내부 비상망 연락 → 소방관 도착 및 화재 진화 협조 → 대피 유도 및 응급 환자 이송 → 화재 진압 후 화재발생경위 조사 → 화재발생 경위 내부 비상망 보고 및 통보 → 원상 복구 → 화재 재발방지 대책 수립 및 안전관리 교육 → 화재발생 경위조사서 문서화 및 보존

2 독극물, 독가스 사고 발생시 대응절차

독극물 현장 확인 → 독극물 사건 경찰서(112) 및 소방서(119) 신고 → 응급 환자 병원 이송 → 내부 비상망 연락 → 현장 보존

3 테러 및 폭발물 사고 발생시 대응절차

테러 및 폭발물 현장 확인 → 테러 및 폭발물 발견 경찰서(112) 및 소방서(119) 신고 → 경찰서 및 소방서 현장 출동 시 현장 안내 → 현장 출동 응급 대응 경찰관 및 소방대원 협조 → 사건 사고 종료 후 경위 조사 → 내부 연락망 보고 및 통보 → 원상복구 → 문서화 및 보존

4 정전 사고 발생시 대응절차

정전현장 확인 → 정전 사고 내부 비상연락망 통보 및 엘리베이터 탑승자 구출 → 한전, 소방서 신고 → 한전 관계자 정전복구 또는 현장 출동 → 한전 정전 복구 협조 → 정전 복구(통전) → 경위조사 → 내부 비상연락망 복구 보고 및 통보 → 정전경위조사서 문서화 및 보존

5 가스 누출사고 발생시 대응절차

가스 누출 현장 확인 → 가스 누출사고 관할 가스공사 통보 → 내부 비상연락망 통보 및 보고 → 가스공시 직원 현장 출동 및 복구 → 경위조사 → 가스 누출 복구 경위 내부 비상연락망 보고 및 통보 → 환기 및 원상복구 → 경위서 문서화 및 보존

6 누수사고 발생시 대응절차

누수현장 확인 → 비상역락망 통보 → 긴급 수리 → 원상 복구 및 현장 청소 → 누수원인 등 경위 조사 → 누수사고 종료사실 내부 비상연락망 보고 및 통보 → 누수사고 경위 조사서 문서화 및 보존

7 성범죄 발생시 대응절차

성범죄 신고 접수 → 현장 확인 → 관할 경찰서 신고→ 현장 보존 → 경찰관 조사 협조 → 경위서 작성 및 내부 비상연락망 통보 및 보고

8 도난사고 발생시 대응절차

도난신고 접수 → 현장 확인 → 관할 경찰서 신고→ 현장 보존 → 경찰관 조사 협조 → 경위서 작성 및 내부 비상연락망 통보 및 보고

9 난동사고 발생시 대응절차

난동사건 신고 접수 → 현장 확인 → 관할 경찰서 신고→ 현장 보존 → 경찰관 조사 협조 → 경위서 작성 및 내부 비상연락망 통보 및 보고

10 전염병 발생시 대응절차

현장 통제 및 화장실 이용 금지 조치 → 관할 보건소 신고 → 비상연락망 관계자에 보고 및 통보 → 방역소독 실시 → 관할 보건소 역학 조사 협조 → 상황 종료 확인 후 재 방역소독 실시 → 화장실 이용 조치 → 상황경위 보고

제8절 비상상황관리 4단계 활동 기준

1 예방활동 기준

① 비상상황 유형별 위험 및 위협 요인의 관리 및 해소
② 대 내·외 비상연락망 구축 및 유지

2 대비활동

① 징후 감시, 식별 및 전파
② 위험수준의 평가 및 경보 발령
③ 비상상황 대응 조치와 처리 절차에 관한 교육 실시
④ 비상상황 대비태세, 취약점 점검 및 보완
⑤ 비상상황 대응 투입 자원의 확보 및 유지
⑥ 예상 비상상황 대응책 수립

3 대응활동

① 응급 대응 및 초등대응 조직 가동
② 비상대책기구의 구성 및 공조체계 가동

4 복구활동

① 복구 및 비상상황관리 활동 평가
② 현장 원상 복구 및 정상화
③ 재발 방지책 수립 및 실천

Chapter

08 공중화장실 이용자 만족도와 불편사항 관리

제1절 이용자 만족도 관리의 의의

이용자 만족도라 함은 공중화장실 이용자가 공중화장실 관리인이 제공한 공중화장실 관리 서비스에 대하여 주관적으로 느끼는 만족의 정도를 말한다. 일반적으로 국제공항이나 고속도로 휴게소 등의 공중화장실 시설은 시설수준이나 관리 서비스 수준이 높아 이용 만족도는 높게 나타나고 있으나 상가, 재래시장, 공원 등에 위치하고 있는 공중화장실의 경우 시설이 낙후되어 있고 관리 상태가 매우 허술하여 이용자 만족도가 상대적으로 낮은 편이다. 이를 개선하기 위해서는 공항, 고속도로 휴게소 공중화장실과 같은 시설의 서비스 수준으로 품질 기준을 상향 조정하여 이를 표준화하고 이를 기준으로 재래시장, 상가, 공원 등의 공중화장실 관리와 서비스는 개선해야 한다.

즉, 공중화장실 이용자가 만족도란 공중화장실 이용자가 화장실 이용에 관한 마음에 흡족한 주관적 느낌 정도를 의미한다. 만족도관리란 공중화장실 이용자가 화장실 이용 만족에 필요한 서비스를 적절하게 생산하고 공급하여 이용자가 만족의 정도를 설문조사를 통하여 조사하고 미미한 경우에는 이를 개선하는 활동을 말한다.

제2절 공중화장실 이용자 만족도 관리의 책임과 권한

1 공중화장실 설치자

공중화장실 설치자는 공중화장실 이용자가 화장실 이용에 만족하도록 지원하기 위하여 정기적인 만족도 조사를 시행하는 만족도 조사 시스템을 구축하고 이에 필요한 인력과 예산을 지원해야 한다.

2 공중화장실 관리인

공중화장실 관리인은 공중화장실 설치자가 구축한 이용자 만족도 조사를 분기별로 실시하고 그 결과를 공중화장실 설치자에게 보고해야 하며 이를 이용자 만족도 개선에 반영해야 한다.

제3절 공중화장실 이용자 만족도 관리절차

1 이용자 만족도 조사 계획 수립

① 공중화장실 관리인은 매년 12월 말에 이용자 만족도 조사 계획을 수립하고 공중화장실 설치자에게 보고하여 승인을 득한다.

② 이용자 만족도 조사계획 항목은 다음과 같다.

- 조사 목적
- 조사 대상의 범위
- 조사 일정
- 조사 방법
- 조사 주기
- 조사 담당자

③ 조사주기는 매년 분기별로 조사한다.

2 만족도 영향 요인 탐색 및 설문조사지 설계

① 공중화장실 관리인은 다수의 화장실 이용자들과의 대화를 통하여 이용자 만족도에 미치는 영향요인을 탐색한다.

〈표 31〉 설문조사지

조사 항목	① 매우불만족	② 다소불만족	③ 보통	④ 다소만족	⑤ 매우만족
(1) 화장실 청소 상태에 만족하십니까?					
(2) 화장실 배설물 처리, 소독 등 위생관리 상태에 만족하십니까?					
(3) 화장실 내 세면대, 소변기, 대변기 등 시설물의 유지관리에 만족하십니까?					
(4) 화장실 이용에 필요한 비누, 화장지 등 비치된 소모품 등에 만족하십니까?					
(5) 화장실 내 냄새관리 상태에 만족하십니까?					
(6) 화장실 이용 시 사용할 물의 급수와 사용 후의 배수 상태에 만족하십니까?					
(7) 화장실 내의 질서 유지와 성범죄 예방 등 화장실 안전관리 상태에 만족하십니까?					
(8) 화장실 내의 낙서, 오물, 쓰레기 배출 등 화장실 환경관리 상태에 만족하십니까?					
(9) 화장실 이용에 필요한 실내조명 상태에 만족하십니까?					
(10) 화장실 내 공기 질(온도, 습도, 먼지 등) 관리 상태에 만족하십니까?					
(11) 화장실 분위기에 만족하십니까?					
(12) 화장실 이용 대기 시간에 만족하십니까?					

② 탐색한 만족도 영향요인을 중심으로 5등간 척도로 설문조사를 설계한다. 만족도 설문조사 문항은 다음과 같다.

- 청소 상태
- 소독 등 위생관리 상태
- 시설물 유지관리 상태
- 소모품 비치 상태
- 화장실 냄새(악취) 관리 상태
- 물의 급수와 배수 상태

- 안전관리 상태
- 환경관리 상태
- 조명 상태
- 화장실내 공기질 관리 상태
- 화장실 분위기
- 화장실 이용 대기 시간

③ 설계한 설문 조사지를 인쇄하고 설문조사 준비를 완료한다.

- 공중화장실 관리인은 조사 기간 동안 화장실 이용자 남 · 여를 대상으로 설문조사를 안내하고 1 : 1로 설문 조사를 실시한다.
- 설문조사 대상은 랜덤 방식으로 무작위로 표본을 추출하고 설문조사를 실시한다.

3 이용자 만족도 설문조사 결과 분석 기준

1) 공중화장실 이용자 설문조사 응답별 배분 점수표 작성

〈표 32〉 응답별 배분 점수표

응답 항목	배분 점수
① 매우 불만족	1점
② 다소 불만족	2점
③ 보 통	3점
④ 다소 만족	4점
⑤ 매우 만족	5점

2) 응답결과

응답 결과가 다음 항목에 해당되는 경우 응답평가 기준을 다음과 같이 설계한다.

〈표 33〉 응답평가 기준표

90%이상	매우 만족
70%~89%	다소 만족
60%~69%	보 통
40%~59%	다소 불만족
39%미만	매우 불만족

4 응답결과 평가 및 보고

설문조사 결과 평가한 이용자 만족도 분석 결과는 공중화장실 설치자에 보고해야 한다. 또한 보고한 이용자 만족도 보고 자료는 문서로 작성하고 보관해야 한다.

5 만족도 조사결과 개선 조치

설문조사 응답 자료 평가 결과 보통 만족 만족도 영향 요인 모구 개선해야 한다.

시설이 만족도에 부정적 영향을 미친 경우에는 공중화장실 설치자의 승인을 받아 보수, 정비, 수리, 교체 또는 보강 또는 개량해야 한다.

또한 제도 또는 서비스가 만족도에 부정적 영향으로 작용한 경우에는 제도 및 서비스를 개선한다.

6 이용자 만족도 기록 및 보존

① 설문조사지(보존기간 3년)

② 이용자 만족도 분석 결과 보고서(보존기간 3년)

제4절 공중화장실 이용자 불편사항 접수 및 처리

1 공중화장실 이용자 불편사항의 접수 및 처리의 개념

공중화장실 이용자가 공중화장실을 이용하는 동안 느낀 불편사항을 공중화장실 관리인 또는 관리 주체에게 전달하고 관리 주체나 관리인은 이를 지체 없이 개선하는 활동을 말한다. 공중화장실 이용자가 공중화장실 이용 결과 불편을 느끼거나 개선 사항이 있는 경우, 공중화장실 개선 요청서에 그 사실을 기록하여 전달하거나 유선 무선으로 통보하고 공중화장실 관리인이 이를 접수하여 즉시 처리하여 그 결과를 불편사항 접수자에 통하여 처리하는 일을 말한다.

2 이용자 불편사항 접수 방법

공공중화장실 이용자가 이용과정에서 경험하거나 느낀 불편사항을 일정한 형식의 문서에 간략하게 작성하여 신고하는 불편사항 접수함을 통하여 접수하거나 공중화장실 이용자가 유·무선으로 불편사항을 공중화장실 관리인에게 전달하면 된다.

공중화장실 이용자가 공중화장실 이용결과 불편을 느끼거나 개선 사항이 있는 경우, 공중화장실 개선 요청서에 그 사실을 기록하여 전달하는 공중화장실 이용자의 건의를 말한다.

3 이용자 불편사항 접수 및 처리 책임과 권한

1) 공중화장실 설치자

공중화장실 설치자는 공중화장실 이용자의 부편과 불만을 해소하기 위한 서비스 방침을 설정하고 공중화장실(남·여)에 불편사항 접수 처리함을 설치하고 운영하도록 하며 이에 대한 불편 사항 접수 즉시 공중화장실 관리인으로 하여금 처리하게 하고 정기적으로 보고하도록 조치해야 한다.

2) 공중화장실 관리인

공중화장실 관리인은 공중화장실 설치자의 서비스 방침에 따라 이용자 불편함을 매일 수시로 확인하고, 불편사항 접수여부를 확인하여야 하며 접수 시 이를 접수대장에 등재하고 즉시 해결하여 불편사항 제기 민원인에게 불편사항 해결 또는 개선 사항을 즉시 통보해야 한다.

4 이용자 불편사항 접수 및 처리절차

1) 불편접수 함 설치 및 신고용지 비치

① 공중화자장실 관리인은 공중화장실법에서 정하고 있는 바에 따라 적당한 규격의 불편사항 접수함을 제작하여 남녀 화장실 출입구에 각각 설치한다.

② 공중화장실 관리인은 불편사항 접수자가 작성하는 일정 규격의 불편사항 신고서를 제작하여 불편사항 접수함 부근에 비치한다.

③ 불편사항 접수 신고서는 개인정보 보호법에 저촉되지 않은 전보 범위 내에서 신고자의 성명, 불편사항, 신고자 연락처 등을 기록할 수 있도록 제작한다.

2) 불편사항 접수

① 공중화장실 설치 운영자 및 공중화장실 관리인은 화장실내에 이용자 불편사항을 공중화장실 내에 비치하고 있는 이용자 불편사항 접수함(이용자 소리함)을 통하여 접수하거나 유선, 무선, 인터넷, 구두 등 다양한 방법으로 접수한다.

② 이용자가 신고하는 불편사항 신고 접수 즉시 공중화장실 접수 및 처리 대장에 등재하고 접수 번호를 부여한다.

③ 이용자 불편사항 신고 시 신고자의 성명, 전화번호, 불편사항 기타 등 불편사항 기본 정보를 접수한다.

3) 불편사항의 확인

① 이용자의 불편사항을 접수 즉시 공중화장실 관리인은 이를 확인하고 처리방법을 결정하여 즉시 처리 가능한 불편사항은 즉시 처리한다.
② 이용자 불편사항 접수는 다음의 접수대장에 따라 접수한다.

〈표 34〉 불편사항 접수 및 처리대장(예시)

일 자	접수시간	불편사항	신고자성명	신고자연락처	처리결과
부 서		직 책		작성자 성명	

4) 불편사항 조치 및 보고

① 공중화장실 관리인이 이용자 불편사항 처리 결과를 불편사항 신고자에게 처리결과를 즉시 통보한다.

② 공중화장실 설치 운영자에게 보고하고 처리 비용이 발생할 사안은 예산을 승인받아 처리하며 그 결과 역시 운영자에게 보고 한다.

③ 공중화장실 이용자 불편사항 접수 처리 결과는 접수처리 대장 기록하고 이를 일정기간 보존해야 한다.

④ 공중화장실 시설에 문제가 있는 경우에는 현장을 방문하고 확인하여 조치한다.

⑤ 접수한 이용자 불편사항은 검토하여 분석하고 분석 결과에 따라 처리해야 하며 접수자 연락처가 있는 경우 해피 콜(조치 결과 보고 또는 시정 조치 내용) 해야 하며 서비스 개선에 반영해야 한다.

5) 불편사항 시정조치 및 예방 조치

① 공중화장실 관리인은 신고 받은 민원 사항을 월별자료를 정리하고 이를 분석하여 불편 개선 사항을 도출한다.

② 분석결과에 따라 불편 시설은 보수 또는 정비하거나 교체하여 불편사항을 예방 조치한다.

③ 분석결과에 따라 공중화장실 운영 또는 제도에 문제가 있는 경우에는 이를 개선하여 시정조치 한다.

④ 분석 결과에 따라 시설을 보수 정비 교체하는 경우 발생하는 비용 부분은 공중화장실 설치자의 승인을 받아 처리하여 불편사항을 예방 조치한다.

6) 불편사항 접수 처리에 관한 교육 훈련

① 공중화장실 불편 사항이 서비스에 관련된 사항인 경우에는 공중화장실 관리 종사자를 대상으로 서비스교육을 실시해야 한다.

② 교육 후에도 동일한 서비스 불만 또는 불편사항이 재신고 되는 경우에는 해당 서비스 종사자를 교체해야 한다.

Chapter

09

공중화장실관리 실태조사 및 개선방안

제1절 공중화장실관리 실태조사

1 공중화장실관리 실태조사[5)]의 의의

공중화장실의 설치 목적은 이용자에게 위생상의 편의 제공과 복지 증진을 통하여 공중화장실 이용을 만족하게 하는데 있다. 이를 위하여 정부에서는 공중화장실 법들을 제정하고 바람직한 공중화장실 설치와 운영 및 관리를 유도하고 있다.

그러나 일상 사회생활에서 경험하는 바와 같이 어떤 곳의 공중화장실은 운영관리가 체계적으로 이루어지고 있으며 기본시설과 편의 시설 및 비품이 충분하게 설치 또는 비치되고 있고 청소나 소독 등이 잘 이루어져 청결하고 위생적이어서 만족하게 이용할 수 있으나, 대부분의 공중화장실의 경우에는 부실한 운영과 기본시설과 편의 시설 및 비품의 부실 또는 미비하고 청결 위생상태가 불량하여 공중화장실 이용에 있어서 불편을 경험하게 된다.

따라서 공중화장실법상의 기본시설과 편의 시설 및 비품, 운영 상태와 관리 실태가 법의 규정과 현실 사이에는 차이를 보여주고 있다. 따라서 공중화장실 이용자 모두가 만족할 수 없는 상태에 있어 개선이 요구되고 있다. 따라서 앞에서 공중화장실 이용자의 만족을 보장하기 위하여 제정한 공중화장실관리 기본법을 중심으로 공중화장실의 설치와 운영 및 관리 규정을 검토한 바와 현실적으로 공중화장실의 설치 목적이 이용자에게 위생상의 편의와 복지를 제공하여 만족하게 하는데 있기 때문이다. 그러므로 공중화장실관리 실태조사는 매우 중요한 의미를 가지고 있다.

---

5) 김승우(2021), 공중화장실관리서비스 만족도개선방안에 관한 연구, 극동대학교 대학원, 박사학위 논문 pp.53~75 인용 및 재구성)

2 공중화장실관리 실태조사의 목적

공중화장실관리 실태조사의 목적은 공중화장실 이용자 만족도에 영향을 미치는 운영관리 현황과 기본시설 및 편의 시설, 비품과 관리 상태 등에 대하여 조사하고 이를 통하여 추출한 자료를 공중화장실 이용자 만족도 개선을 위한 공중화장실관리 서비스 개선방안 도출 자료로 활용하는데 있다.

제2절 공중화장실 운영관리 실태조사 내용 및 조사결과 문제점

공중화장실관리 실태조사 항목에는 지방의회 조례에서 규정하고 있는 공중화장실 등 관리현황보고서 상의 보고 항목인 운영관리 현황, 기본시설과 편의 시설의 설치 및 비품비치 또는 비치상태 그리고 청소 서비스, 소독 서비스 등의 관리 서비스 상태 등 5개항이 있다.

운영관리 현황과 공중화장실 기본시설 및 편의시설 설치 현황, 비품 그리고 관리 서비스 상태 등 5개 분야에 대하여 공중화장실 전체 27개 공중화장실 범위 중 공중화장실의 대표성을 가지고 있는 10개 범주의 공중화장실 57곳을 랜덤 방식으로 선정하고 이를 대상으로 운영관리 현황에 대하여 조사 하였다. 운영관리 현황조사는 공중화장실 관리 실태 조사 체크리스트를 토대로 조사하였다.

1 공중화장실 운영관리 현황조사 내용

공중화장실 운영관리 현황조사는 지방의회 조례에서 정하고 있는 공중화장실 등 현황보고서 상의 보고 항목을 중심으로 운영관리 방식, 청소 및 소독의 실시 횟수, 관리인 지정 여부 및 위생교육 이수 여부, 점검일지 작성 여부, 이용자 불편사항 접수함 설치 여부 등 공중화장실 이용자 만족에 영향을 미치는 7개 항목에 대하여 2020년 2월 1부터 6월까지 5개월에 걸쳐 조사를 공중화장실관리 실태 조사 체크리스를 토대로 실시하였다. 전국소재 공중화장실 중 랜덤 방식으로 추출한 57곳의 공중화장실의 운영관리 현황조사 내용은 다음과 같다.

〈표 35〉 공중화장실 운영관리 현황조사

순번	명칭	운영방식	청소	소독	관리인 지정	교육이수 여부	점검일지 작성	불편 접수함
1	K공항	위탁	일/3회	주/1회 (11-3월)	지정	미 이수	주/1회 작성	미설치
2	공항	위탁	일/3회	주/3회 (4-10월)	지정	미 이수	매일작성	미설치
3	C철노역	위탁	일/1회	주/1회 (11-3월)	지정	미 이수	매일작성	미설치
4	S철도역	위탁	일/3회	주/3회 (4-10월)	지정	미이수	매일작성	미설치
5	B철도역	위탁	일/1회	주/1회 (11-3월)	미지정	미 이수	매일작성 (위탁업체)	미설치
6	Y철도역	위탁	일/1회	주/1회 (11-3월)	지정	미 이수	매일작성	미설치
7	G시청	위탁	일/1회	주/1회 (11-3월)	지정	미 이수	매일작성	미설치
8	K교육청	위탁	일/1회	주/1회 (11-3월)	지정	미 이수	매일작성	미설치
9	N시청	위탁	일/1회	주/1회 (11-3월)	지정	미 이수	매일작성	미설치

10	E법원	위탁	일/1회	주/1회 (11-3월)	지정	미 이수	매일작성	미설치
11	G우체국	위탁	일/1회	주/1회	지정	미 이수	매일작성	미설치
12	G소방서	위탁	일/1회	주/1회	지정	미 이수	매일작성	미설치
13	G경찰서	위탁	일/1회	주/1회	지정	미 이수	매일작성	미설치
14	G세무서	위탁	일/1회	주/1회	지정	미 이수	매일작성	미설치
15	J조달청	위탁	일/1회	주/1회	지정	미 이수	매일작성	미설치
16	S빌딩	위탁	일/1회	주/1회	지정	미 이수	주/1회 작성	미설치
17	A병원	자체운영 관리	일/3회	주3회 (4-10)월	지정	이수	매일작성	설치
18	K생명	위탁	주/2회	주/1회	지정	미 이수	주/1회 작성	미설치
19	D상가	위탁	주/2회	주/1회	지정	미 이수	주/1회 작성	미설치
20	지하철G역	위탁	일/1회	주/1회	지정	미 이수	매일작성	미설치
21	지하철S역	위탁	일/1회	주/1회	지정	미 이수	매일작성	미설치
22	지하철M역	위탁	일/1회	주/1회	지정	미 이수	매일작성	미설치
23	지하철C역	위탁	일/1회	주/1회	지정	미 이수	매일작성	미설치
24	지하철N역	위탁	일/1회	주/1회	지정	미 이수	매일작성	미설치
25	지하철A역	위탁	일/1회	주/1회	지정	미 이수	매일작성	미설치
26	지하철K역	위탁	일/1회	주/1회	지정	미 이수	매일작성	미설치
27	지하철T역	위탁	일/1회	주/1회	지정	미 이수	매일작성	미설치
28	지하철D역	위탁	일/1회	주/1회	지정	미 이수	매일작성	미설치
29	지하철Y역	위탁	일/1회	주/1회	지정	미 이수	매일작성	미설치
30	S공원	위탁	일/1회	주/1회	지정	미 이수	매일작성	미설치
31	M1공원	위탁	일/1회	주/1회	지정	미 이수	주/1회 작성	미설치
32	J공원	위탁	일/1회	주/1회	지정	미 이수	주/1회 작성	미설치
33	H공원	위탁	일/1회	주/1회	지정	미 이수	주/1회 작성	미설치
34	G공원	위탁	일/1회	주/1회	지정	미 이수	주/1회 작성	미설치
35	U공원	위탁	일/1회	주/1회	지정	미 이수	주/1회 작성	미설치
36	M2공원	위탁	일/1회	주/1회	지정	미 이수	주/1회 작성	미설치

37	B공원	위탁	일/1회	주/1회	지정	미 이수	주/1회 작성	미설치
38	G아울렛	위탁	일/3회	주/3회	지정	미 이수	매일작성	설치
39	H백화점	위탁	일/3회	주/3회	지정	미 이수	매일작성	설치
40	N쇼핑몰	위탁	일/1회	주/3회	지정	미 이수	매일작성	미설치
41	S코스코트	위탁	일/3회	주/3회	지정	미 이수	매일작성	설치
42	M아울렛	위탁	일/3회	주/3회	지정	미 이수	매일작성	설치
43	E마트	자체운영 관리	일/3회	주/3회	지정	미 이수	매일작성	설치
44	R마트	자체운영 관리	일/3회	주/3회	지정	미 이수	매일작성	설치
45	R아울렛	자체운영 관리	일/3회	주/3회	지정	미 이수	매일작성	설치
46	R쇼핑	자체운영 관리	일/3회	주/3회	지정	미 이수	매일작성	설치
47	G시장	위탁	일/1회	주/1회	지정	미 이수	주/1회 작성	미설치
48	G 농수산 도매시장	위탁	일/3회	주/3회	지정	미 이수	주/1회 작성	미설치
49	N수산 도매시장	자체운영 관리	일/3회	주/3회	지정	미 이수	주/1회 작성	미설치
50	B자갈치 시장	위탁	일/1회	주/1회	지정	미 이수	주/1회 작성	미설치
51	K시장	위탁	일/3회	주/3회	지정	미 이수	주/1회 작성	미설치
52	W시장	위탁	주/2회	주/1회	지정	미 이수	주/1회 작성	미설치
53	Y1고속도로 휴게소	위탁	일/3회	주/3회	지정	미 이수	매일작성	미설치
54	S고속도로 휴게소	위탁	일/1회	주/1회	지정	미 이수	매일작성	설치
55	M고속도로 휴게소	위탁	일/1회	주/1회	지정	미 이수	주/1회 작성	설치
56	Y2고속도로 휴게소	위탁	일/1회	주/1회	지정	미 이수	주/1회 작성	미설치
57	K대학	자체운영 관리	일/1회	주/1회	지정	미이수	주/1회 작성	미설치

(자료출처 : 김승우(2021), 공중화장실관리 서비스 만족도 개선방안에 관한 연구)

2 조사결과 문제점

이상과 같이 10개 범주 57곳의 공중화장실 운영관리 현황을 7개 항목을 기준으로 조사한 결과 단 한 곳의 공중화장실에서도 공중화장실 운영관리규정을 완전하게 준수하여 운영하는 곳이 단 한 곳도 없는 것으로 조사되었다. 따라서 대부분의 공중화장실은 공중화장실법의 운영기준을 완전하게 충족하지 못한 가운데 다소 부실하게 운영하고 있어 공중화장실 이용자에게 불편과 불만의 요인으로 작용할 것으로 추정되며 따라서 공중화장실 이용자의 만족도는 비교적 낮을 것으로 판단된다.

공중화장실법의 법정 운영기준을 살펴보면 일/3회 청소와 4월~9월 기간의 주/3회 이상 소독, 10월~익년 3월 기간에는 주/1회 이상 소독을 실시하도록 규정하고 있다. 그러나 1일 3회 청소를 실시하는 공중화장실은 전체 57개 공중화장실 중 14곳의 공중화장실에만 이행하고 있을 뿐 대부분의 공중화장실에서는 1일 1회 또는 주 1회 청소를 실시하고 있어 청결상태가 미비한 것으로 조사되었다.

소독 역시 기준대로 이행하고 있지 않아 위생상의 문제도 많이 존재하고 있을 것으로 판단된다. 공중화장실 관리인은 반드시 지정되고 위생교육을 받도록 규정하고 있으나 A병원 단 한곳만의 관리인이 위생교육을 이수한 것으로 조사되었다. 따라서 전문적 관리가 체계적으로 이루어지지 않고 있는 것으로 추정된다. 57곳의 공중화장실 운영관리 항목별 현황 조사내용을 표로 정리하면 다음과 같다.

〈표 36〉 공중화장실 운영관리 현황 조사결과

운영관리 조사항목	조사내용					
	구 분	해당 화장실 수	구 분	해당화장실 수	구 분	해당 화장실 수
운영관리 방식	자체운영관리	7	위탁관리	50		
청소실시	일/3회 청소	11	일/1회 청소	43	주/2회 청소	3
소독실시	주/3회 소독	16	주/1회 소독	41		
관리인 지정	지정	56	미 지정	1		
관리인 위생교육 이수	이수	1	미 이수	56		
점검일지 작성 여부	매일작성	39	주/1회 작성	18		
이용자 물편사항 접수함 설치 여부	설치	11	미설치	46		

제3절 공중화장실 기본시설 설치현황 조사내용 및 조사결과 문제점

1 조사내용

공중화장실 기본시설이라 함은 공중화장실 이용에 있어서 반드시 필요로 하는 시설로서 공중화장실법에서 정한 시설을 말한다.

이에는 남·여 화장실 어린이용, 장애인용 화장실 등의 대·소변기, 세면대, 기저귀 교환대, 거울, 에티켓벨, 비상벨, 여성 위생처리함 등을 말한다.

조사대상 57곳의 공중화장실 중 공중화장실의 대표성을 가지고 있는 10곳의 공중화장실을 대상으로 공중화장실법에서 정하고 있는 25개 공중화장실 법정 기본시설 설치여부를 공중화장실별로 조사한 결과를 표와 그림으로 정리하면 다음과 같다.

1) K공항 공중화장실 기본시설 설치현황 조사

〈표 37〉 공중화장실 기본시설 설치현황 조사(k공항)

K공항(법정기본시설25/설치21/미설치4)			
법정기본시설 구분	남자화장실	여자화장실	기타시설
대변기 일반용	o	o	-
대변기 장애인용	o	o	-
대변기 어린이용	x	o	-
소변기 일반용	o	-	-
소변기 장애인용	x	-	-
소변기 어린이용	x	o	-
기저귀 교환대	o	o	-
세면대	o	o	-
비상벨	o	o	-
거 울	o	o	-
에티켓벨	-	x	-
여성 위생처리함	-	o	-
대변실 칸막이	-	-	o
화장실 안내 간판	-	-	o
휴식시설	-	-	o
판매시설(소모품)	-	-	o
환경조화 화단	-	-	o

[그림 3] 공중화장실 기본시설 설치현황(K공항)

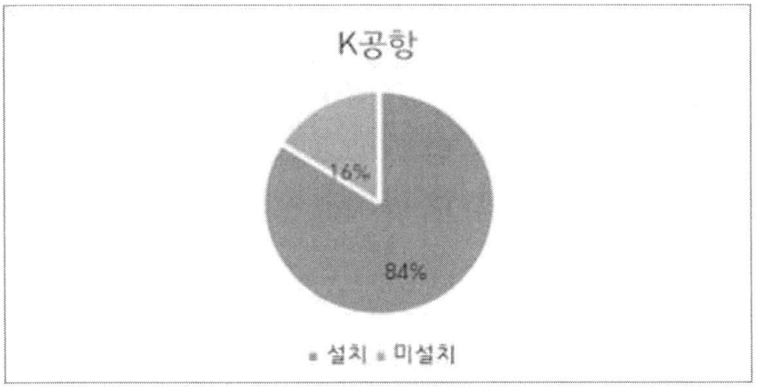

2) C철도역 기본시설 설치현황 조사

〈표 38〉 공중화장실 기본시설 설치현황 조사(c철도역)

C철도역(법정기본시설25/설치/19/미설치6)			
법정기본시설 구분	남자화장실	여자화장실	기타시설
대변기 일반용	o	o	-
대변기 장애인용	o	o	-
대변기 어린이용	x	o	-
소변기 일반용	o	-	-
소변기 어린이용	x	x	-
소변기 장애인용	x	-	-
기저귀 교환대	o	o	-
세면대	o	o	-
비상벨	o	o	-
거 울	o	o	-
에티켓벨	-	x	-
여성 위생처리함	-	o	-
대변실 칸막이	-	-	o

화장실 안내 간판	–	–	o
휴식시설	–	–	o
판매시설(소모품)	–	–	o
환경조화 화단	–	–	x

[그림 4] 공중화장실 기본시설 설치현황(C철도역)

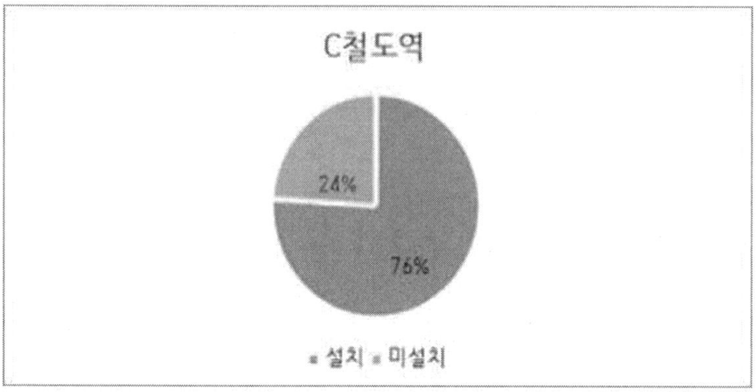

3) 공공청사 G시청 공중화장실 기본시설 설치현황 조사

공공청사 G시청 공중화장실 기본시설 설치현황 조사 내용을 표와 그림으로 정리하면 다음과 같다.

〈표 39〉 공중화장실 기본시설 설치현황 조사(공공청사G시청)

공공청사G시청(법정기본시설25/설치15/미설치10)			
법정기본시설 구분	남자화장실	여자화장실	기타시설
대변기 일반용	o	o	–
대변기 장애인용	o	o	–
대변기 어린이용	x	o	–

소변기 일반용	o	-	-
소변기 장애인용	x	x	-
소변기 어린이용	x	-	-
기저귀 교환대	o	x	-
세면대	o	o	-
비상벨	x	x	-
거 울	o	o	-
에티켓벨	-	x	-
여성 위생처리함	-	o	-
대변실 칸막이	-	-	o
화장실 안내 간판	-	-	o
휴식시설	-	-	x
판매시설(소모품)	-	-	x
환경조화 화단	-	-	o

[그림 5] 공중화장실 기본시설 설치현황(공공청사G시청)

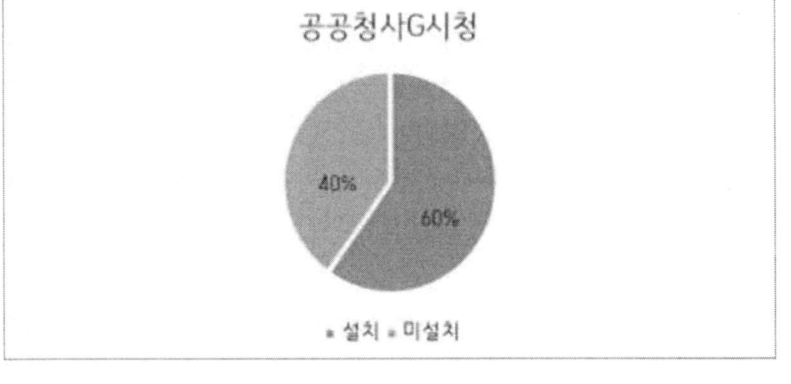

4) 대형빌딩(S빌딩) 공중화장실 기본시설 설치현황 조사

대형빌딩(S빌딩) 공중화장실 기본시설 설치현황 조사 내용을 표와 그림으로 정리하면 다음과 같다.

〈표 40〉 공중화장실 기본시설 설치현황 조사(대형빌딩 공중화장실 S빌딩)

대형빌딩 공중화장실 S빌딩(법정 기본시설25/설치12/미설치13)			
법정기본시설 구분	남자화장실	여자화장실	기타시설
대변기 일반용	o	o	-
대변기 장애인용	o	o	-
대변기 어린이용	x	x	-
소변기 일반용	o	-	-
소변기 장애인용	x	x	-
소변기 어린이용	x	-	-
기저귀 교환대	x	x	-
세면대	o	o	-
비상벨	x	x	-
거 울	o	o	-
에티켓벨	-	x	-
여성 위생처리함	-	o	-
대변실 칸막이	-	-	o
화장실 안내 간판	-	-	o
휴식시설	-	-	x
판매시설(소모품)	-	-	x
환경조화 화단	-	-	x

[그림 6] 공중화장실 기본시설 설치현황(대형빌딩 공중화장실 S빌딩)

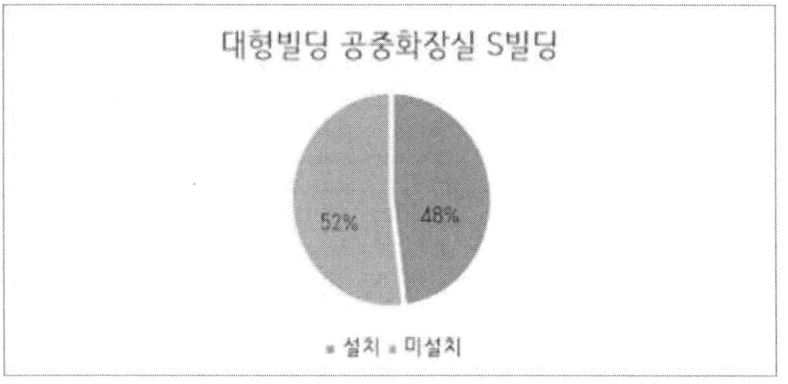

5) 지하철역(지하철 G역) 공중화장실 기본시설 설치현황 조사

지하철역(지하철역G역)공중화장실 기본시설 설치현황 조사내용을 표와 그림으로 정리하면 다음과 같다.

〈표 41〉 공중화장실 기본시설 설치현황 조사(지하철G역)

지하철G역(법정기본시설25/설치17/미설치8)			
법정기본시설 구분	남자화장실	여자화장실	기타시설
대변기 일반용	o	o	-
대변기 장애인용	o	o	-
대변기 어린이용	o	o	-
소변기 일반용	o	-	-
소변기 장애인용	x	x	-
소변기 어린이용	x	-	-
기저귀 교환대	o	o	-
세면대	o	o	-

비상벨	x	o	-
거울	o	o	-
에티켓벨	-	x	-
여성 위생처리함	-	o	-
대변실 칸막이	-	-	o
화장실 안내 간판	-	-	o
휴식시설	-	-	x
판매시설(소모품)	-	-	x
환경조화 화단	-	-	x

[그림 7] 공중화장실 기본시설 설치현황(지하철G역)

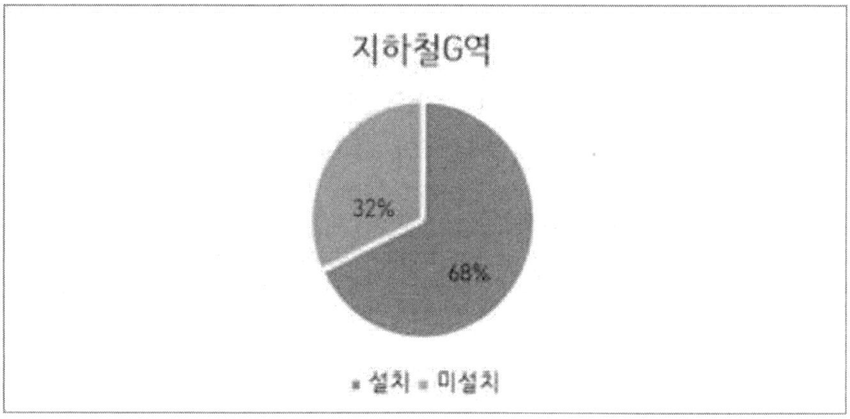

6) J공원 공중화장실 기본시설 설치현황 조사

J공원 공중화장실 기본시설 설치현황 조사 내용을 표와 그림으로 정리하면 다음과 같다.

〈표 42〉 공중화장실 기본시설 설치현황 조사(공원공중화장실 J공원)

공원공중화장실 J공원(법정 기본시설25/설치13/미설치12)			
법정기본시설 구분	남자화장실	여자화장실	기타시설
대변기 일반용	o	o	-
대변기 장애인용	o	o	-
대변기 어린이용	x	o	-
소변기 일반용	o	-	-
소변기 장애인용	x	x	-
소변기 어린이용	x	-	-
기저귀 교환대	x	x	-
세면대	o	o	-
비상벨	o	o	-
거울	o	o	-
에티켓벨	-	x	-
여성 위생처리함	-	x	-
대변실 칸막이	-	-	o
화장실 안내 간판	-	-	o
휴식시설	-	-	o
판매시설(소모품)	-	-	o
환경조화 화단	-	-	o

[그림 8] 공중화장실 기본시설 설치현황(공원공중화장실 J공원)

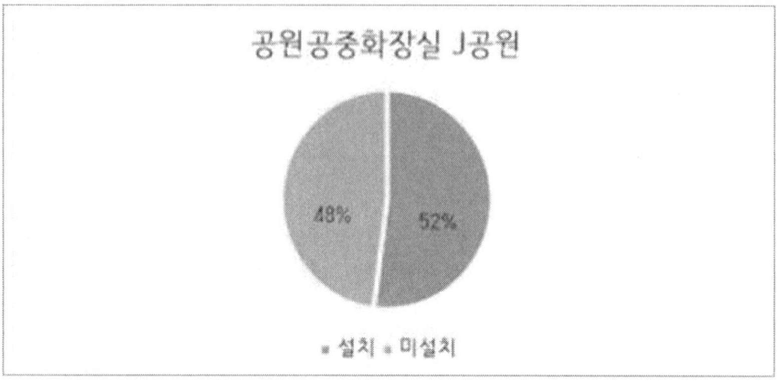

7) 대형빌딩(G아울렛) 공중화장실 기본시설 설치현황 조사

대형빌딩(G아울렛) 공중화장실 기본시설 설치현황 조사내용을 표와 그림으로 정리하면 다음과 같다.

〈표 43〉 공중화장실 기본시설 설치현황 조사(대형빌딩G아울렛9)

대형빌딩G아울렛9(법정 기본시설25/설치14/미설치11)			
법정기본시설 구분	남자화장실	여자화장실	기타시설
대변기 일반용	o	o	-
대변기 장애인용	o	o	-
대변기 어린이용	x	o	-
소변기 일반용	o	-	-
소변기 장애인용	x	x	-
소변기 어린이용	x	-	-
기저귀 교환대	x	o	-
세면대	o	o	-
비상벨	x	x	-

거 울	o	o	-
에티켓벨	-	x	-
여성 위생처리함	-	o	-
대변실 칸막이	-	-	o
화장실 안내 간판	-	-	o
휴식시설	-	-	x
판매시설(소모품)	-	-	x
환경조화 화단	-	-	x

[그림 9] 공중화장실 기본시설 설치현황(대형빌딩G아울렛9)

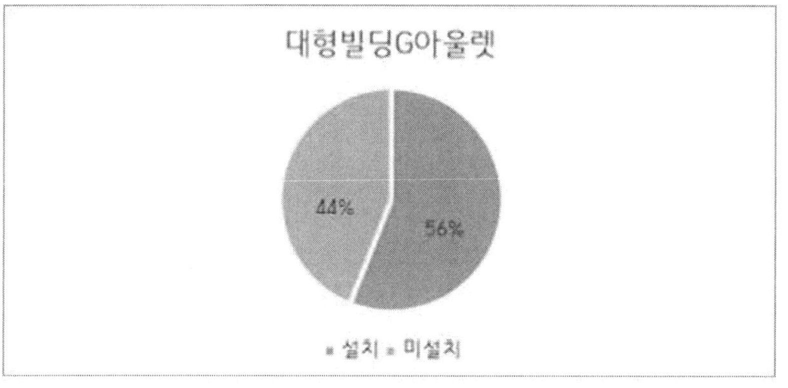

8) 재래시장(G시장) 공중화장실 기본시설 설치현황 조사

재래시장(G시장) 공중화장실 기본시설 설치현황 조사 내용을 표와 그림으로 정리하면 다음과 같다.

〈표 44〉 공중화장실 기본시설 설치현황 조사(재래시장 공중화장실G시장)

재래시장 공중화장G시장(법정 기본시설25/설치11/미설치14)			
법정기본시설 구분	남자화장실	여자화장실	기타시설
대번기 일반용	o	o	-

대변기 장애인용	o	x	-
대변기 어린이용	x	x	-
소변기 일반용	o	-	-
소변기 장애인용	x	x	-
소변기 어린이용	x	-	-
기저귀 교환대	x	o	-
세면대	o	o	-
비상벨	x	x	-
거 울	o	o	-
에티켓벨	-	x	-
여성 위생처리함	-	x	-
대변실 칸막이	-	-	o
화장실 안내 간판	-	-	o
휴식시설	-	-	x
판매시설(소모품)	-	-	x
환경조화 화단	-	-	x

[그림10] 공중화장실 기본시설 설치현황(재래시장 공중화장실G시장)

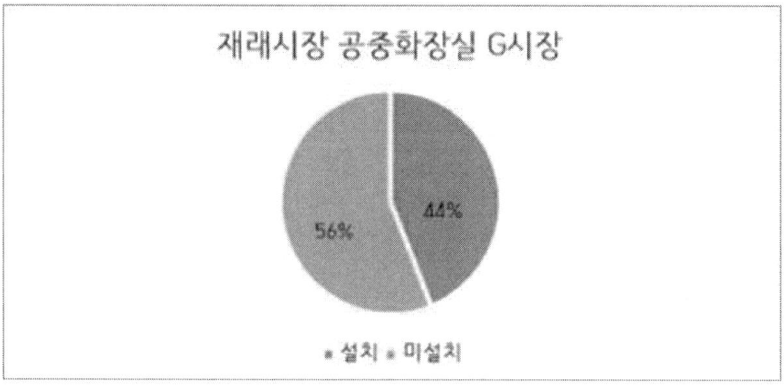

9) 고속도로 공중화장실 기본시설 설치현황 조사

고속도로(S고속도로 휴게소) 공중화장실 기본시설 설치현황 조사내용을 표와 그림으로 정리하면 다음과 같다.

〈표 45〉 공중화장실 기본시설 설치현황 조사(S고속도로휴게소)

S고속도로휴게소9(법정 기본시설25/설치17/미설치8)			
법정기본시설 구분	남자화장실	여자화장실	기타시설
대변기 일반용	o	o	-
대변기 장애인용	o	o	-
대변기 어린이용	x	o	-
소변기 일반용	o	-	-
소변기 장애인용	x	o	-
소변기 어린이용	x	-	-
기저귀 교환대	x	o	-
세면대	o	o	-
비상벨	x	x	-
거 울	o	o	-
에티켓벨	-	x	-
여성 위생처리함	-	o	-
대변실 칸막이	-	-	o
화장실 안내 간판	-	-	o
휴식시설	-	-	o
판매시설(소모품)	-	-	o
환경조화 화단	-	-	x

[그림 11] 공중화장실 기본시설 설치현황(S고속도로휴게소)

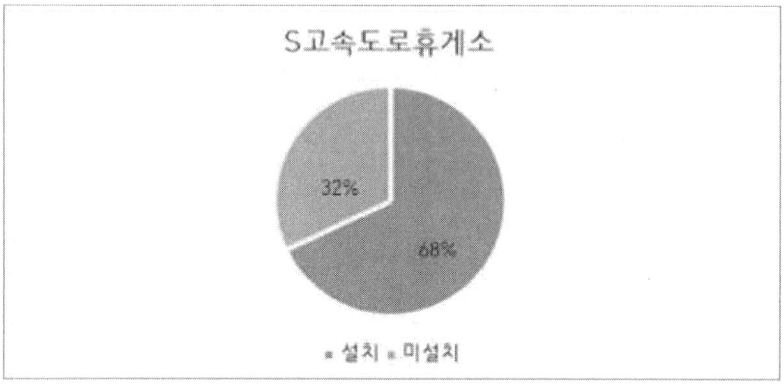

10) 대학시설(K대학) 공중화장실 기본시설 설치현황 조사

대학시설(K대학) 공중화장실 기본시설 설치현황 조사 내용을 표와 그림으로 정리하면 다음과 같다.

〈표 46〉 공중화장실 기본시설 설치현황 조사(대학시설공중화장실K대학)

대학시설공중화장실K대학(법정 기본시설25/설치13/미설치12)			
법정기본시설 구분	남자화장실	여자화장실	기타시설
대변기 일반용	o	o	-
대변기 장애인용	o	o	-
대변기 어린이용	x	x	-
소변기 일반용	o	x	-
소변기 장애인용	x	x	-
소변기 어린이용	x	-	-
기저귀 교환대	x	o	-
세면대	o	o	-

비상벨	x	x	-
거 울	o	o	-
에티켓벨	-	x	-
여성 위생처리함	-	o	-
대변실 칸막이	-	-	o
화장실 안내 간판	-	-	o
휴식시설	-	-	x
판매시설(소모품)	-	-	x
환경조화 화단	-	-	x

[그림 12] 공중화장실 기본시설 설치현황(대학시설공중화장실K대학)

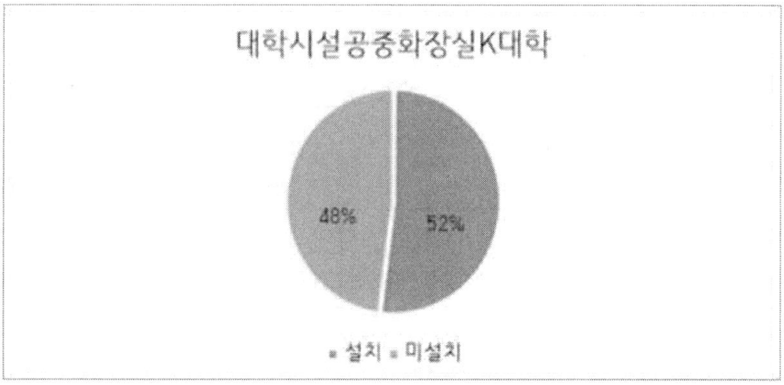

2 조사결과 문제점

공중화장실법에서 규정하고 있는 25개 항목의 공중화장실 법정시설 설치 여부를 확인하기 위하여 현장을 방문하여 육안검사로 조사한 결과 단 한 곳에서도 완전한 법정시설을 설치 한 곳이 없는 것으로 조사되었다. 공항과 철도역,

고속도로 휴게소 공중화장실의 경우 비교적 법정 기본시설을 갖추고 있으나 재래시장과 공원 대학 그리고 대형빌딩 등에서 기본시설 설치가 미흡한 것으로 조사되었다. 공중화장실 종류에 따라 법정시설이 설치 종류가 다르고 미흡하여 이용자의 불편이 예견되고 있어 불만의 원인이 되고 있는 것으로 추정된다.

공중화장실 종류 중 법정시설 설치가 가장 우수한 공중화장실은 공항 공중화장실 이였으며 가장 열악한 공중화장실은 재래시장 공중화장실로 조사되었다. 대부분의 공중화장실의 경우 비상벨과 에티켓벨 및 기저귀교환대(남자화장실의 경우)를 간과되고 있어 안전과 위생상의 편의에 다소 부족한 시설을 보유하고 있는 것으로 조사되었다. 이와 같은 조사결과는 이용자의 위생상의 편의와 복지를 위하여 공중화장실법에서는 25 종류의 기본시설을 설치하도록 규정하고 있으나 대부분의 공중화장실의 경우 법정 기본 시설을 완전하게 확보하지 못하고 있어 법의 기준과 현실 사이에는 편차가 있어 이용자의 불편과 불만이 있을 것으로 추정되며 개선이 요구되고 있다.

〈표 47〉 공중화장실 종류별 법정 기본시설 설치현황 조사결과

구 분	법정기본시설	설 치	미설치
K공항 공중화장실	25	21	4
C철도역 공중화장실	25	19	6
공공청사 공중화장실 (G시청)	25	15	10
대형빌딩 공중화장실 (S빌딩)	25	12	13
지하철 공중화장실(G역)	25	8	8
공원 공중화장실(J공원)	25	13	12
대형빌딩 공중화장실 (G아울렛)	25	14	11
재래시장 공중화장실 (G시장)	25	11	14
S고속도로 휴게소 공중화장실	25	17	8
대학시설 공중화장실 (K대학)	25	13	12

제4절 공중화장실 편의시설 설치현황 조사내용 및 조사결과 문제점

1 조사내용

10종류의 공중화장실 범주에 해당하는 57곳의 공중화장실 중 공중화장실의 대표성을 가지고 있는 10곳의 공중화장실을 대상으로 12개 항목의 법정 편의시설 설치현황을 조사한 결과는 다음과 같다.

〈표 48〉 공중화장실 종류별 법정 편의시설 설치현황 조사결과

구 분	법정 편의시설	설 치	미설치
K공항 공중화장실	12	10	2
C철도역 공중화장실	12	10	2
공공청사 공중화장실(G시청)	12	8	4
대형빌딩 공중화장실(S빌딩)	12	8	4
지하철 공중화장실(G역)	12	10	2
공원 공중화장실(J공원)	12	8	4
대형빌딩 공중화장실 (G아울렛)	12	10	2
재래시장 공중화장실(G시장)	12	6	6
S고속도로 휴게소 공중화장실	12	10	2
대학시설 공중화장실(K대학)	12	8	4

법정 편의시설은 공중화장실 이용자에게 이용에 만족을 제공하는 온도, 실내 공기환기, 물 공급, 조명, 변기 사용여부 인식 표시 등을 지원하는 시설이므로 반드시 공중화장실법에서 정하고 있는 편의 시설을 설치하여 운영하여야 한다.

이 조사는 복수의 공중화장실 조사 대상 중 평균적으로 편의 시설을 설치한 공중화장실을 대상으로 조사하였다. 조사한 결과를 그림으로 정리하면 다음과 같다.

[그림 13] 편의시설 설치현황

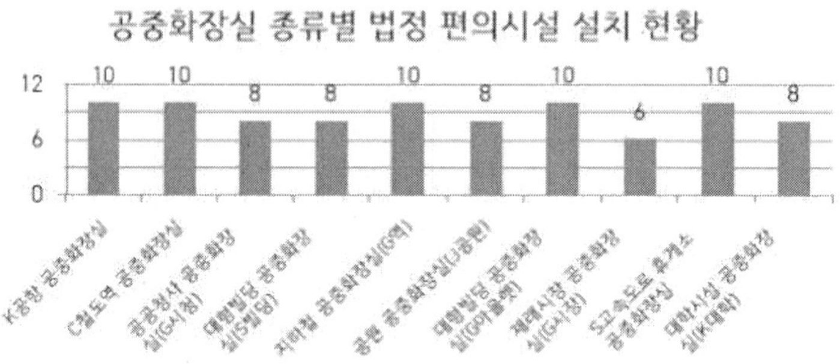

2 조사결과 문제점

이상의 자료에서 공중화장실 법정 편의시설 설치현황을 살펴보면 공항과 백화점 그리고 지하철역과 고속도로 휴게소 및 백화점/쇼핑몰 공중화장실은 대두분의 편의시설을 확보하고 이용자에게 편의를 제공하고 있다. 반면 재래시장과 공원 및 대학의 경우 법정 편의시설 설치가 다소 부족한 것으로 조사되어 이들에 대한 이용자 만족도가 낮을 것으로 추정되고, 개선이 요구되고 있다.

제5절 공중화장실 비품현황 조사내용 및 조사결과 문제점

1 조사내용

공중화장실의 대표성을 가지고 있는 10개 범주의 공중화장실을 대상으로 공중화장실 이용에 필요하다고 판단되어 공중화장실법에서 정하고 있는 화장지, 비누(물비누 포함), 손 건조기, 휴지통(장애인, 노인용 화장실의 경우), 그림부착, 화분, 탈취제(방향제)등 공 비품 항목을 조사한 결과를 표와 그림으로 정리하면 다음과 같다.

[그림 14] 비품 비치 현황

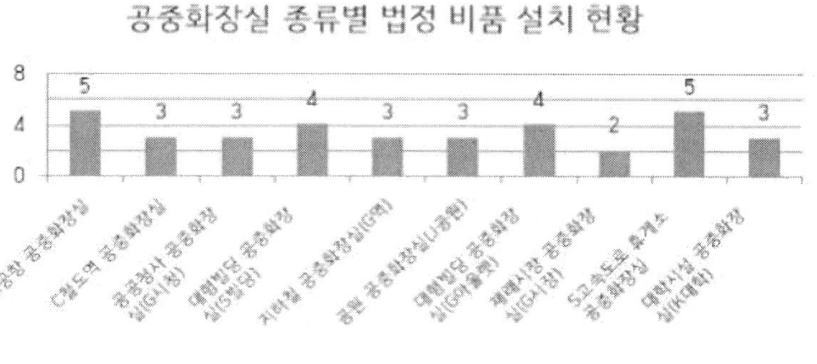

〈표 49〉 공중화장실 법정 비품현황 조사결과

구 분	법정 비품	공 급	미공급
K공항 공중화장실	7	5	1
C철도역 공중화장실	7	3	4
공공청사 공중화장실(G시청)	7	3	4
대형빌딩 공중화장실(S빌딩)	7	4	3
지하철 공중화장실(G역)	7	3	4
공원 공중화장실(J공원)	7	3	4
대형빌딩 공중화장실(G아울렛)	7	4	3
재래시장 공중화장실(G시장)	7	2	5
S고속도로 휴게소 공중화장실	7	5	2
대학시설 공중화장실(K대학)	7	3	5

2 조사결과 문제점

이상과 같이 조사한 자료를 토대로 분석해 보면 공항 공중화장실과 고속도로 휴게소 화장실의 경우가 법정 비품을 대부분 공급하고 있어 이용자의 편의를 높이고 있다. 반면 재래시장 공중화장실의 경우에는 대부분의 비품을 제공하지 않고 있어 이용자 편의는 고사하고 미관까지 해치고 있으며, 개선이 요구된다 하겠다.

제6절 공중화장실 관리서비스 실태조사 내용 및 조사결과 문제점

1 조사 내용

공중화장실의 대표성을 가지고 있는 10개 분야의 공중화장실 10곳을 대상으로 공중화장실 종류별 청소, 소독, 냄새, 실내공기 질, 대기 시간, 분위기 등 관리 서비스 상태를 점검한 결과 다음과 같이 조사되었다.

〈표 50〉 공중화장실관리 서비스현황 조사결과표

관리서비스 종류	공항	철도역	공공청사	대형건물	지하철역	공원	백화점 쇼핑몰	재래시장	고속도로 휴게소	대학교
청소상태	매우양호	다소불량	보통	다소양호	보통	다소불량	다소양호	다소불량	다소양호	보통
소독상태	매우양호	보통	보통	매우양호	보통	다소불량	매우양호	다소불량	다소양호	보통
도장(1년1회)	실시	미실시	미실시	미실시	미실시	미실시	실시	미실시	실시	미실시
낙서	없음	없음	없음	없음	있음	있음	없음	있음	없음	없음
광고물 부착	부착	부착	부착	부착	부착	부착	부착	부착	부착	미부착
년1회 점검	미점검	미점검	미점검	미점검	미점검	미점검	미점검	미점검	미점검	미점검
관할행정청										
기물훼손	일부훼손	일부훼손	일부훼손	정상	일부훼손	일부훼손	정상	일부훼손	정상	정상
악취상태	다소양호	다소불량	보통	보통	보통	다소불량	다소양호	다소불량	다소양호	보통
실내 공기질	다소양호	다소양호	다소불량	보통	보통	다소불량	다소양호	다소양호	다소양호	보통
대기시간(남)	보통	보통	보통	보통	보통	보통	보통	보통	보통	보통
대기시간(여)	보통	보통	보통	보통	보통	보통	보통	보통	보통	보통
화장실 분위기	다소양호	다소불량	다소불량	보통	보통	다소불량	다소양호	다소불량	다소양호	보통

2 조사결과 문제점

이상과 같은 조사 자료를 토대로 공중화장실 관리 서비스 상태를 분석해 보면 공항 공중화장실 관리가 매우 양호해 보이며 재래시장의 공중화장실 관리가 매우 미흡해 보인다. 따라서 이용자 만족도를 향상시키기 위해서는 청소, 소독, 시설물 유지관리, 악취(냄새)관리, 대기시간 관리, 낙서 광고물 등의 환경위생관리의 개선이 요구되고 있다.

제7절 공중화장실관리 실태 조사결과 문제점 분석

위에서 논의한 바를 토대로 공중화장실 운영관리 분야와 기본시설 설치 현황 분야 편의 시설 설치현황, 비품 비치 현황, 공중화장실 관리 서비스 현황 등 5개 분야 조사 결과 나나난 문제점을 분석하면 다음과 같다.

1 공중화장실 운영관리 조사결과 문제점 분석

조사자료를 바탕으로 공중화장실 운영관리 현황을 분석하면 다음과 같다.

1) 공중화장실 관리 방식

공중화장실 운영관리 분야에서 관리 방식은 위탁관리 방식을 대부분 채택하여 관리하고 있으며 건물 전문 관리 업체에서 공중화장실을 환경위생 측면에서 관리하고 있어 시설관리와 안전관리가 종합적으로 이루어지지 않고 있다.

2) 공중화장실 운영관리 책임자

공중화장실법에서는 공중화장실관리 책임자로 관리인을 공중화장실 설치자가 지명하고 책임자로서 공중화장실을 관리하도록 하고 있다. 그러나 현실적으로 청소 담당자를 건물관리 소장이 지명하여 관리인으로 역할 하도록 하고 있어, 위생교육을 대부분 이수하지 않은 가운데 청소만 담당하고 있어 소독이나 시설관리 환경관리 안전관리가 체계적으로 이루어지지 않고 있다.

3) 청소 및 소독 주기

청소와 소독이 공중화장실법에서 정하고 있는 주기를 이행하지 못하고 있다.

4) 청소일지 작성

대부분의 공중화장실 관리자는 화장실관리 점검일지를 매일 작성하지 않고 있다.

5) 이용자 불편사항 접수함 설치

이용자의 불편사항 접수함이 대부분 설치하고 있지 않아 이용자의 불편을 외면하는 경향이 있으며 만족도 관리를 경시하고 있다.

2 공중화장실 기본시설 설치현황 조사결과 문제점 분석

조사 대상 모든 공중화장실에서는 법정 기본시설 25개 종류의 전부를 설치한 곳은 단 한곳도 없으며 일부의 공중화장실을 제외한 대부분의 공중장실에서는 법정 기본시설 설치에 소홀하여 이용자의 편의에 부정적으로 작용하고 있는 것으로 분석되었다.

3 공중화장실 법정 편의시설 설치현황 조사결과 문제점 분석

조사대상 모든 공중화장실의 경우 법정 편의 시설 12종류의 전부를 설치 운영하는 곳은 단 한 곳도 없으며, 일부를 제외한 대부분의 공중장실에서는 최소한의 편의 시설만 설치하고 운영하고 있어 이용자의 편의에 부정적으로 대처하고 있는 것으로 분석되었다.

4 공중화장실 비품 비치현황 조사결과 문제점 분석

조사대상 공중화장실의 경우 법정 비품 7종 모두를 비치한 화장실은 전무하였으며 일부를 제외한 대부분의 공중화장실의 경우 최소한의 비품 비치만으로 운영하고 있어 이용자의 불편을 가중시키고 있는 것으로 분석되었다.

5 공중화장실 서비스 실태조사결과 문제점 분석

공중화장실 관리서비스 상태는 일부 공중화장실을 제외하고는 대부분 다음과 같이 분석되었다.

① 청소 상태 - 보통 또는 다소 불량
② 소독 상태 - 보통 또는 미흡
③ 화장실 도장(페인트 작업) - 다소 불량
④ 낙서 상태 - 없음
⑤ 광고물 부착 여부 - 부착
⑥ 관할 행정청 1년 1회 점검 - 전무
⑦ 기물 훼손 상태 - 훼손 상태 방치
⑧ 악취 등 냄새 - 보통
⑨ 실내 공기 질 - 보통
⑩ 남녀 대기 시간 - 보통
⑪ 화장실 분위기 - 일부 양호 나머지 보통 또는 불량

따라서 공중화장실관리 서비스 상태는 다소 보통 불량으로 조사되고 있이 전반적으로 개선이 요구되고 있는 것으로 분석되었다.

제8절 공중화장실관리 실태 분석결과 문제점 개선방안

1 공중화장실 운영관리 문제점의 개선

공중화장실법에서는 법조문을 통하여 운영관리 방식과 청소의 주기 및 소독의 주기, 관리인 임명 및 위생교육 이수, 점검일지 작성 의무와 이용자 불편 접수함 설치 등을 규정하고 있다. 그러나 앞에서 논의한 바와 같이 대부분의 공중화장실 법률에서 정하고 있는 운영관리 규정을 완전하게 준수하고 있지 않아 관리인의 전문성 결여와 청소와 소독 등의 위생상의 문제가 발생하고 있으며 이용자 불만과 불편이 가중되고 있다. 따라서 운영관리 문제는 다음과 같은 개선이 요구되고 있다.

1) 운영방식 문제점

공중화장실이 대부분 건축물이나 시설물에 부속되어 있는 경우에는 건축물 또는 시설물의 종합 위탁관리 업체가 공중화장실 운영을 담당하게 되므로 위탁관리 방식에 의존하여 관리소장이 공중화장실을 운영관리 하게 된다. 그러나 작은 규모의 공공청사나 재래시장 또는 공원의 공중화장실이나 대학교육시설의 공중장실은 시설계장 또는 총무 부서장이 자체 운영관리하게 된다. 이 두 방식 모두 형식적으로 위탁관리하거나 자체관리 방식으로 관리할 뿐 실질적으로 관리 책임을 적극적으로 지는 사례는 없다. 따라서 위탁관리 방식이던 자체 관이 방식을 불문하고 실질적으로 공중화장실만을 운영 관리하는 자를 임명하고 독립성을 가지고 관리 책임을 지는 위탁관리 또는 자체 운영관리 방식으로 관리 방식의 내용을 개선해야 한다.

2) 청소 주기 문제점

공중화장실법에서는 1일 3회 이상 청소하도록 청소기준을 규정하고 있다. 조사결과 조사 대상 50% 공중화장실의 경우에는 1일 3회 이상 청소하고 있으나, 나머지 공중화장실에서는 1일 1회 또는 주 1회 청소를 실시하고 있어 청결상태가 매우 또는 다소 불량한 상태에 있다. 이로 인해서 공중화장실 이용자의 불만이 고조되고 있으며 만족도가 매우 낮은 것으로 추정된다. 공중화장실은 성격상 오염되기 쉬운 곳이고 이용자의 문화 수준과 태도에 따라 금방 더러워지는 곳이므로 반드시 1일 3회 이상 청소를 실시하여 언제나 청결상태가 유지되도록 공중화장실법에서 정하고 있는 관리기준대로 청소 주기를 개선해야 한다.

3) 소독 주기 문제점

공중화장실은 오염되기 쉬울 뿐만 아니라 병균 번식이 쉬운 환경을 가지고 있으므로 소독은 매우 중요한 위생관리 문제이다. 공중화장실법에서는 4월~9월까지는 파리, 모기, 각종 병균과 박테리아가 번식하는 계절이므로 1주 3회 이상 소독을 실시하고 10월~다음해 3월 기간에는 주 1회 이상 소독을 실시하여 위생상의 문제가 없도록 소독 주기를 정하고 있다.

그러나 공중화장실 관리 실태 조사 결과 대부분이 주1회 소독을 실시하거나 전혀 소독을 실시하지 않은 공중화장실이 상당수 발견되고 있어 공중호장실의 위생문제가 심각하게 대두되고 있다. 따라서 공중화장실법에서 정하고 있는 관리기준대로 소독 주기를 개선해야 한다.

4) 관리인 지명 및 위생교육 이수 문제점

공중호장실의 체계적인 관리를 위하여 공중화장실 관리인을 반드시 임명하도록 규정하고 있다. 그러나 현실적으로 위탁관리의 경우 관리소장이 관리인으로 기능하나 청소팀장 또는 청소원이 실질적으로 관리인으로 행세하고 있다.

공중화장실관리인은 공중화장실법의 정신에서 고찰하면 공중화장실관리의 책임자로서 공중화장실관계법령과 제도를 이해하고 준수해야 하며 공중화장실의 시설 유지관리와 오염관리, 청소, 소독 등 환경관리를 담당하여야 함으로 자격을 가진 자로서 위생교육을 이수한자를 반드시 임명해야 한다. 그러나 관리인을 대부분 임명은 하고 있으나 자격을 결한 자를 형식적으로 임명하거나 위생교육을 전혀 받지 않은 자를 임명하고 있어 개선이 요구되고 있다.

5) 점검일지 작성 및 유지 문제점

공중호장실법에서는 공중화장실관리 업무를 체계적이고 전문적으로 수행하도록 관리하기 위해서 관리인이 일일 점검을 실시하고 점검일지를 매일 작성하여 유지하도록 규정하고 있다. 그러나 공중화장실 관리 실태 조사 결과 일일 점검과 일일 작성기준을 위반하고 있어 공중화장실법에서 정하고 있는 관리기준대로 일일 점검 및 일일 작성하고 유지하도록 개선되어야 한다.

6) 이용자 불편 접수함 설치 문제점

공중화장실법에서는 이용자 만족도 개선을 목적으로 공중화장실 내에 이용자 불편 접수함을 설치하도록 규정하고 있다.

공중화장실 관리 실태 조사 결과 조사 대상 57곳 중 단 한 곳만이 불편 접수함을 설치하고 있었으며 56개 공중화장실에서는 이용자 불편 접수함을 설치하지 않고 있는 것으로 조사되었다. 이는 공중화장실 설치자 또는 관리인이 이용자의 만족도 개선에는 관심이 없다는 증거이므로 반드시 이용자 불편 접수함을 설치하고 불편사항을 접수 받아 이를 서비스 개선으로 연결하여 이용자 만족도 향상 방향으로 개선해야 한다.

2 공중화장실 법정 기본시설 문제점의 개선

공중화장실법에서는 공중화장실의 위생상의 편의와 복지 증진을 위하여 다음과 같이 25개 종류의 공중화장실 기본시설을 설치하고 운영하도록 법적으로 규정하고 있다. 공중화장실의 법적 기본시설의 종류는 다음과 같다.

1) 남자 화장실

① 수세식 대변기(일반, 장애인용, 어린이용)
② 수세식 소변기(일반, 장애인용, 어린이용)
③ 기저귀 교환대
④ 세면대(일반. 어린용)
⑤ 비상벨
⑥ 거 울

2) 여자화장실

① 수세식 대변기(일반, 장애인용, 어린이용)
② 수세식 소변기(어린이용)
③ 기저귀 교환대
④ 여성위생처리함
⑤ 세면대(일반, 어린용)
⑥ 에티켓벨
⑦ 비상벨
⑧ 거 울

3) 기타 시설

① 대변실 칸막이
② 화장실 안내 간판

③ 휴식시설
④ 판매시설
⑤ 환경조화 화단

이상과 같이 공중화장실법에서는 공중화장실 이용자가 일반인뿐만 아니라 장애인, 노인, 어린이 등의 남·여가 생리상의 문제를 위생적으로 편리하고 안전하게 처리하는 장소 이므로 신체적인 핸디캡을 극복할 수 있도록 기본시설을 설계하고 있다.

그러나 최근 공중화장실관리 실태 조사결과 기본시설을 완전하게 구비하고 있는 공중 화장실은 전무하였으며 공항 공중화장실 고속도로 공중화장실 정도가 기본시설 대부분을 설치하고 있을 뿐 대부분이 공중화장실의 경우에는 중요한 기본시설을 생략하고 있어 남녀의 생리문제 처리와 장애인 어린이 노약자의 생리적 문제 처리를 복지 차원에 고려하고 있어 개선이 요구되고 있다.

따라서 기존의 공중화장실의 경우에는 점차적으로 기본시설 확충에 노력하고 신규 건축물 또는 시설물의 건축 계획 시에는 공중화장실 법정 기본시설 설치를 반드시 설계에 반영하는 방향으로 개선되어야 한다.

3 공중화장실 편의시설 문제점의 개선

공중화장실법에서는 공중화장실 이용자가 쾌적하고 편리하며 안전하게 이용할 수 있도록 난방, 냉방, 환기, 급수 및 배수 조명 등 화장실 이용에 불편하지 않도록 각종 편의 시설을 설치하고 운영하도록 규정하고 있다. 공중 화장실법에서 정하고 있는 법정 편의시설의 종류는 다음과 같다.

① 난방시설
② 냉방시설

③ 음용수 공급시설
④ 환풍시설
⑤ 배수시설
⑥ 조명시설
⑦ 변기 종류 및 사용 중 인식 장치
⑧ 청소도구함
⑨ 선반(대변기/소변기)

이와 같이 공중화장실법의 법정 편의시설 규정에도 불구하고 연구수행과정에서 실시한 공중화장실관리 실태조사에서 대부분의 공중화장실에서 편의시설 상당수를 설치하고 있지 않아 이용자의 편의를 저해하고 있었다. 따라서 기존의 공중화장실에서는 현재의 환경을 고려하여 점차적 편의시설 확충에 노력해야 하고 신축 건축물 계획 시에는 공중화장실법에서 정하고 있는 법정 편의시설을 설계에 반영하도록 개선해야 한다.

4 공중화장실 비품 문제점의 개선

공중화장실 이용자의 편의와 복지를 위하여 공중화장실법에서는 다음 항목의 비품을 비치 또는 보충하도록 규정하고 있다.

① 비누(물비누 포함)
② 화장지
③ 손 건조기
④ 휴지통(장애인, 노인 화장실 경우)
⑤ 그림 부착
⑥ 화분
⑦ 탈취제(방향제)

이와 같이 공중화장실법의 비품 규정에도 불구하고 대부분의 공중화장실에서는 비품 종류 상당수를 비치하지 않고 있는 것으로 조사되었다.

공중화장실 이용자의 편의와 복지증진을 위하여 공중화장실법에서 정하고 있는 비품을 반드시 설치하고 필요 시 보충해야 하는 방향으로 개선이 필요하다.

5 공중화장실 서비스 관리실태 문제점의 개선

공중화장실 이용자 만족도에 영향을 미치는 관리 상태를 점검한 결과 대부분의 공중 화장실에서는 다음과 같은 관리 실태를 보여 주고 있어 이용자 만족도에 부정적인 영향을 주고 있는 것으로 조사되었다.

일부 공중화장실의 경우에는 평균적으로 다소 양호한 것으로 조사되었으나 대부분의 공중화장실 관리 실태는 다음과 같이 조사되었다.

① 청소 상태 - 보통 또는 다소 불량
② 소독 상태 - 보통 또는 미흡
③ 화장실 도장(페인트 작업) - 다소 불량
④ 낙서 상태 - 없음
⑤ 광고물 부착 여부 - 부착
⑥ 관할 행정청 1년 1회 점검 - 전무
⑦ 기물 훼손 상태 - 훼손 상태 방치
⑧ 악취 등 냄새 - 보통
⑨ 실내 공기 질 - 보통
⑩ 남 · 여 대기 시간 - 보통
⑪ 화장실 분위기 - 일부 양호 나머지 보통 또는 불량

이상과 같은 조사 결과는 이용자의 만족도에 부정적 영향을 미칠 것으로 추정되는바 청소, 소독, 냄새, 실내 공기 질 분위 등은 매우 양호 또는 다소 양호

방향으로 개선되어야 하고 관할 행정청의 점검 노력이 필요해 보인다. 기물 또는 시설 등은 정상적으로 유지관리 되도록 개선되어야 함을 시사하고 있다.

제9절 공중화장실관리 문제점 개선의 기대효과

이상에서 논의한 운영관리 문제 개선, 기본시설 문제의 개선, 편의시설 문제의 개선, 비품 문제의 개선, 관리상태 문제가 개선 방향대로 개선되는 경우 다음과 같은 개선효과를 기대할 수 있다.

① 청소를 통하여 청결한 환경이 조성되어 공중화장실 이용자 만족도는 향상될 수 있다.

② 소독, 배설물 처리 등 위생적인 관리 상태가 양호해 지므로 공중화장실 이용자 만족도 향상에 이바지 하게 된다.

③ 공중화장실 시설물의 양호한 유지관리가 이루어져 공중화장실 이용자 만족도는 향상될 수 있다.

④ 비누, 화장지 등 화장실 이용 비품(소모품 포함)의 적절한 비치가 이루어져 공중화장실 이용자 만족도가 개선된다.

⑤ 악취, 담배 등 적정한 냄새관리가 이루어져 공중화장실 이용자 만족도 향상에 기여하게 된다.

⑥ 화장실 이용에 필요한 물의 양호한 급수 및 배수상태가 양호해져 공중화장실 이용자 만족도가 개선된다.

⑦ 화장실 이용 질서 및 안전유지가 달성되어 공중화장실 이용자 만족도가 향상된다.

⑧ 낙서, 오물, 쓰레기 처리 등 양호한 환경관리가 이루어져 공중화장실 이용자 만족도가 개선된다.

⑨ 화장실 실내의 적정한 조명이 이루어져 공중화장실 이용자 만족도가 향상된다.

⑩ 온도 습도 먼지 등 청정한 실내 공기 질 관리 이루어져 공중화장실 이용자 만족도가 개선된다.

⑪ 공중화장실 이용을 위한 대기 시간의 단축으로 공중화장실 이용자 만족도가 향상된다.

부 록

부록1 공중화장실관리 실태조사 체크리스트

공중화장실 관리실태 점검 체크리스트

1. 운영관리 현황

운영방식	자체운영관리( )		위탁관리( )	
청 소	1일1회( )	1일3회( )	주2회( )	
소 독	4월 ~ 9월 : 주3회 이상( )		11월 ~ 3월 : 주1회 이상( )	
관리인 교육 이수 여부	이수( )		미이수( )	
점검일지 작성 여부	매일작성( )	주1회작성( )	월1회작성( )	안함( )
이용자불편 접수함 설치여부	매일작성( )	주1회작성( )	월1회작성( )	안함( )

2. 시설현황

<table>
<tr><th colspan="3">항 목</th><th>설 치</th><th>미설치</th></tr>
<tr><td rowspan="10">남자화장실</td><td rowspan="3">대변기</td><td>일반</td><td></td><td></td></tr>
<tr><td>장애인용</td><td></td><td></td></tr>
<tr><td>어린이용</td><td></td><td></td></tr>
<tr><td rowspan="3">소변기</td><td>일반</td><td></td><td></td></tr>
<tr><td>장애인용</td><td></td><td></td></tr>
<tr><td>어린이용</td><td></td><td></td></tr>
<tr><td colspan="2">기저귀교환대</td><td></td><td></td></tr>
<tr><td colspan="2">세면대</td><td></td><td></td></tr>
<tr><td colspan="2">비상벨</td><td></td><td></td></tr>
<tr><td colspan="2">거울</td><td></td><td></td></tr>
<tr><td rowspan="10">여자화장실</td><td rowspan="3">대변기</td><td>일반</td><td></td><td></td></tr>
<tr><td>장애인용</td><td></td><td></td></tr>
<tr><td>어린이용</td><td></td><td></td></tr>
<tr><td>소변기</td><td>어린이용</td><td></td><td></td></tr>
<tr><td colspan="2">기저귀교환대</td><td></td><td></td></tr>
<tr><td colspan="2">여성 위생처리함</td><td></td><td></td></tr>
<tr><td colspan="2">세면대</td><td></td><td></td></tr>
<tr><td colspan="2">에티켓벨</td><td></td><td></td></tr>
<tr><td colspan="2">비상벨</td><td></td><td></td></tr>
<tr><td colspan="2">거 울</td><td></td><td></td></tr>
<tr><td>대변실 칸막이 설치 여부</td><td colspan="2"></td><td colspan="2"></td></tr>
<tr><td>화장실 안내 간판</td><td colspan="2"></td><td colspan="2"></td></tr>
<tr><td>휴식시설</td><td colspan="2"></td><td colspan="2"></td></tr>
<tr><td>판매시설</td><td colspan="2"></td><td colspan="2"></td></tr>
<tr><td>환경조화 화단</td><td colspan="2"></td><td colspan="2"></td></tr>
</table>

3. 관리상태

청소상태		매우양호(　)	다소양호(　)	보통(　)	다소불량(　)	매우불량(　)
소독실시		4월 ~ 9월 : 주3회 이상 (　)			11월 ~ 5월 : 주1회이상 (　)	
화장실 도장		매년1회 실시(　)			실시하지 아니함(　)	
공중화장실관리인 지정 여부			지정(　)		미지정(　)	
낙서 유무			있음(　)		없　음(　)	
광고물 부착 여부			부착(　)		미부착(　)	
관할 행정청 1년 1회 점검 여부			점검(　)		미점검(　)	
기물 훼손 여부			훼손(　)		정　상(　)	
악취 여부		매우양호(　)	다소양호(　)	보통(　)	다소불량(　)	매우불량(　)
실내 공기질		매우양호(　)	다소양호(　)	보통(　)	다소불량(　)	매우불량(　)
대기 시간	남자 화장실	매우길다(　)		다소길다(　)		보통(　)
	여자 화장실	매우길다(　)		다소길다(　)		보통(　)
화장실 분위기		매우양호(　)	다소양호(　)	보통(　)	다소불량(　)	매우불량(　)

4. 비 품

항 목	설 치	미설치	개 소
화장지			
비누(물비누 포함)			
손 건조기			
휴지통(노인, 장애인 해당되는 경우)			
그림 부착			
화분			
탈취제(방향제)			

5. 편의시설

<table>
<tr><th colspan="2">항 목</th><th>설 치</th><th>미설치</th></tr>
<tr><td colspan="2">난방시설</td><td></td><td></td></tr>
<tr><td colspan="2">냉방시설</td><td></td><td></td></tr>
<tr><td rowspan="2">세면시설</td><td>일 반</td><td></td><td></td></tr>
<tr><td>어린이용</td><td></td><td></td></tr>
<tr><td colspan="2">음용수 공급시설</td><td></td><td></td></tr>
<tr><td colspan="2">환풍시설</td><td></td><td></td></tr>
<tr><td colspan="2">배수시설</td><td></td><td></td></tr>
<tr><td colspan="2">조명시설</td><td></td><td></td></tr>
<tr><td colspan="2">변기종류 및 사용중 인식장치</td><td></td><td></td></tr>
<tr><td colspan="2">에티켓벨(여성화장실)</td><td></td><td></td></tr>
<tr><td rowspan="2">청소도구함</td><td>내 부</td><td></td><td></td></tr>
<tr><td>외 부</td><td></td><td></td></tr>
<tr><td colspan="2">선반(대변기)</td><td></td><td></td></tr>
<tr><td colspan="2">선반(소변기)</td><td></td><td></td></tr>
</table>

부록2 공중화장실 등에 관한 법률

공중화장실 등에 관한 법률 (약칭: 공중화장실법)

[시행 2017. 7. 26] [법률 제14839호, 2017. 7. 26, 타법개정]

행정안전부(생활공간정책과) 044-205-3545

제1조(목적) 이 법은 공중화장실 등의 설치·이용 및 위생적 관리에 관한 사항을 규정함으로써 국민의 위생상의 편의와 복지증진에 이바지함을 목적으로 한다.
[전문개정 2011. 5. 30.]

제2조(정의) 이 법에서 사용하는 용어의 뜻은 다음과 같다.
1. "공중화장실"이란 공중(公衆)이 이용하도록 제공하기 위하여 국가, 지방자치단체, 법인 또는 개인이 설치하는 화장실을 말한다.
2. "개방화장실"이란 공공기관의 시설물에 설치된 화장실 중 공중이 이용하도록 개방된 화장실 또는 제9조제2항에 따라 특별자치도지사·시장·군수·구청장(구청장은 자치구의 구청장을 말하며, 이하 "시장·군수·구청장"이라 한다)이 지정한 화장실을 말한다.
3. "이동화장실"이란 많은 사람이 모이는 행사 등에 일시적으로 이용하기 위하여 설치하는 화장실을 말한다.
4. "간이화장실"이란 공중화장실을 설치하기 어려운 지역에 설치한 소규모의 화장실을 말한다.
5. "유료화장실"이란 화장실의 설치·관리자가 이용자에게 이용료를 받을 수 있는 화장실을 말한다.
6. "공공기관"이란 국가, 지방자치단체, 그 밖의 공공단체 중 대통령령으로 정하는 기관을 말한다.

[전문개정 2011. 5. 30.]

제3조(적용 범위) 다음 각 호의 어느 하나에 해당하는 장소 또는 시설에 설치하는 공중화장실, 개방화장실, 이동화장실, 간이화상실 및 유료화장실(이하 "공중화장실등"이라 한다)에 대하여는 다른 법률보다 우선하여 이 법을 적용한다. <개정 2014. 1. 7., 2014. 1. 14., 2015. 1. 28., 2016. 3. 29., 2016. 12. 2.>
1. 「자연공원법」 제2조제1호에 따른 자연공원
2. 「관광진흥법」 제2조제6호·제7호·제10호에 따른 관광지·관광단지 및 지원시설 중 특별자치도, 시·군 또는 구(구는 자치구를 말하며, 이하 "시·군·구"라 한다)의 조례로 정하는 규모의 시설
3. 「여객자동차 운수사업법」 제2조제5호에 따른 여객자동차터미널
4. 「유통산업발전법」 제2조제3호·제5호·제7호·제8호에 따른 대규모점포·임시시장·상점가·전문상가단지
5. 「도시공원 및 녹지 등에 관한 법률」 제2조제3호에 따른 도시공원
6. 「도로법」 제2조제2호가목에 따른 휴게시설
7. 「철도산업발전 기본법」 제3조제2호가목에 따른 철도시설 중 역시설
8. 「도시철도법」 제2조제3호가목에 따른 도시철도시설 중 역사 및 역 시설
9. 「항만법」 제2조제1호에 따른 항만의 여객이용시설 등으로서 시·군·구의 조례로 정하는 시설

10. 「유선 및 도선사업법」 제2조제3호에 따른 유선장 및 도선장
11. 「석유 및 석유대체연료 사업법」 제2조제6호에 따른 석유판매업을 하는 주유소
12. 「액화석유가스의 안전관리 및 사업법」 제2조제4호에 따른 액화석유가스 충전사업을 하는 충전소
13. 「체육시설의 설치·이용에 관한 법률」 제2조제1호에 따른 체육시설
14. 「공항시설법」 제2조제7호에 따른 공항시설
15. 「공연법」 제2조제4호에 따른 공연장
16. 국가나 지방자치단체가 설치한 공용 또는 공공용 시설로서 대통령령으로 정하는 시설
17. 그 밖에 많은 사람이 이용하는 법인 또는 개인 소유의 시설로서 대통령령으로 정하는 규모 이상의 시설

[전문개정 2011. 5. 30.]

제4조(국가 및 지방자치단체의 책무) 국가 및 지방자치단체는 국민의 편익 증진 및 위생수준 향상을 도모하기 위하여 공중이 이용할 수 있는 공중화장실등의 설치·지정 및 관리에 필요한 시책을 마련하여야 한다.

[전문개정 2011. 5. 30.]

제5조(공중화장실등의 수급계획 수립) 시장·군수·구청장은 대통령령으로 정하는 바에 따라 관할구역의 공중화장실 설치 또는 개방화장실 지정 등 화장실 수급에 관한 계획을 수립하여야 한다.

[전문개정 2011. 5. 30.]

제6조(공중화장실의 설치) 중앙행정기관의 장 또는 지방자치단체의 장은 제3조에 따른 장소 또는 시설에 공중화장실을 설치하거나, 해당 장소 또는 시설을 소유하거나 관리하는 자에게 공중화장실의 설치를 명할 수 있다.

[전문개정 2011. 5. 30.]

제7조(공중화장실등의 설치기준) ① 공중화장실등은 남녀화장실을 구분하여야 하며, 여성화장실의 대변기 수는 남성화장실의 대·소변기 수의 합 이상이 되도록 설치하여야 한다. 다만, 행정안전부령으로 정하는 경우에는 그러하지 아니하다. <개정 2013. 3. 23., 2014. 11. 19., 2017. 7. 26.>

② 제1항에도 불구하고 대통령령으로 정하는 장소 또는 시설에 설치하는 공중화장실등의 경우에는 여성화장실의 대변기 수가 남성화장실 대·소변기 수의 1.5배 이상이 되도록 설치하여야 한다.

③ 시장·군수·구청장은 대통령령으로 정하는 설치기준에 따라 공중화장실등에 장애인·노인·임산부 등이 사용할 수 있는 변기를 설치하여야 하며, 필요하다고 인정하면 주위환경과 조화되는 화단, 휴식시설, 판매시설 등의 시설을 설치하게 할 수 있다. 이 경우 장애인·노인·임산부 등이 사용할 수 있는 변기의 설치에 관하여는 「장애인·노인·임산부 등의 편의증진 보장에 관한 법률」 제8조를 준용한다.

④ 공중화장실등에서 발생하는 오수 및 분뇨는 「하수도법」에 따라 처리한다.

⑤ 제1항부터 제4항까지에서 규정한 사항 외에 공중화장실등의 설치기준에 관하여 필요한 사항은 대통령령으로 정한다.

[전문개정 2011. 5. 30.]

제7조의2(어린이용 대·소변기의 설치 등) ① 공중화장실등은 대통령령으로 정하는 설치기준에 따라 어린이용 대·소변기 및 세면대를 설치하여야 한다.

② 공중화장실등은 대통령령으로 정하는 바에 따라 남성 및 여성 화장실에 영유아용 기저귀교환대를 설치하여야 한다.

[전문개정 2011. 5. 30.]

제7조의3(세면대에서 사용한 물의 재활용) 단수 등의 비상사태에 대비하고 용수를 절약하기 위하여 대통

령령으로 정하는 일정 규모 이상의 공중화장실등에 설치된 세면대에서 사용한 물은 중수처리 과정을 거쳐 다시 사용할 수 있다. 이 경우 다시 사용하는 물은 「수도법」 또는 「하수도법」에서 정하는 바에 따라 중수도 수질기준에 맞아야 한다.

[전문개정 2011. 5. 30.]

제8조(공중화장실의 관리) ① 공중화장실이 설치된 장소 또는 시설을 소유·관리하는 자는 행정안전부령으로 정하는 바에 따라 공중화장실을 관리하는 사람(이하 "공중화장실 관리인"이라 한다)을 지정하여 관리하여야 한다. <개정 2013. 3. 23., 2014. 11. 19., 2017. 7. 26.>

② 공중화장실 관리인은 공중화장실과 그 주변의 청결을 위하여 공중화장실 관리기준을 준수하여야 한다.

③ 공중화장실의 관리에 관한 기준은 대통령령으로 정한다.

[전문개정 2011. 5. 30.]

제9조(개방화장실) ① 공공기관의 장은 다음 각 호의 경우를 제외하고는 해당 시설물에 설치된 화장실을 공중이 이용하도록 제공하여야 한다.

1. 해당 시설물 또는 업무의 특성상 보안 또는 안전관리가 필요하여 일반 공중이 출입하기에 적합하지 아니한 경우
2. 해당 시설물의 구조적 특성으로 많은 사람이 이용하는 화장실을 설치하기 어려운 경우

② 시장·군수·구청장은 대통령령으로 정하는 규모 이상의 법인 또는 개인 소유 시설물에 설치된 화장실에 대하여 해당 시설물을 소유하거나 관리하는 자와 협의하여 공중이 이용할 수 있도록 개방화장실로 지정할 수 있다.

③ 시장·군수·구청장은 제1항 및 제2항에 따른 개방화장실을 설치한 시설물에는 공중이 이를 알 수 있는 위치에 표지를 부착하여야 한다.

④ 제1항부터 제3항까지에서 규정한 사항 외에 개방화장실의 지정 절차, 운영방법 등에 관하여 필요한 사항은 시·군·구의 조례로 정한다.

[전문개정 2011. 5. 30.]

제10조(이동화장실) ① 시장·군수·구청장은 관할구역에서 행사 등으로 많은 사람이 모이는 경우 그 행사를 주관하는 자에게 이동화장실의 설치를 명할 수 있다.

② 이동화장실의 설치기준, 관리방법 등에 관하여 필요한 사항은 시·군·구의 조례로 정한다.

[전문개정 2011. 5. 30.]

제10조의2(간이화장실) ① 시장·군수·구청장은 전기, 수도, 오수 등의 문제로 공중화장실을 설치하기 어려운 산악, 해변, 하천 주변 등에 간이화장실을 설치할 수 있다.

② 제1항에 따라 산악, 해변, 하천 주변 등에 설치하는 간이화장실은 호우나 태풍 등으로 인하여 주변 환경의 오염을 일으키는 일이 없도록 필요한 조치를 하여야 한다.

③ 제1항 및 제2항에서 규정한 사항 외에 간이화장실의 설치 및 관리 기준 등에 관하여 필요한 사항은 시·군·구의 조례로 정한다.

[전문개정 2011. 5. 30.]

제11조(유료화장실) ① 유료화장실을 설치·운영하려는 법인 또는 개인은 시장·군수·구청장에게 신고하여야 한다.

② 유료화장실의 설치·운영자는 시장·군수·구청장에게 신고를 한 후 15일 이내에 공중이 알 수 있는 위치에 유료화장실임을 나타내는 표지를 부착하여야 한다.

③ 유료화장실의 신고 요건·절차 등에 관하여 필요한 사항은 시·군·구의 조례로 정한다.

④ 유료화장실의 설치 및 관리 기준에 관하여는 제7조에 따른 공중화장실등의 설치기준 및 제8조에 따

른 공중화장실 관리기준을 준용한다.
[전문개정 2011. 5. 30.]

제12조(시설 점검) 시장·군수·구청장은 공중화장실등에 대하여 제7조·제7조의2 및 제8조에 따라 유지·관리되고 있는지를 확인하기 위하여 연 1회의 정기점검을 하고 필요시 수시점검을 하여야 한다.
[전문개정 2011. 5. 30.]

제13조(개선명령 등) 시장·군수·구청장은 공중화장실등을 설치·관리하는 자가 제7조·제7조의2의 설치기준이나 제8조의 관리기준에 관한 규정을 위반한다고 인정하는 경우에는 시설의 개선명령, 폐쇄명령, 철거명령 등 필요한 조치를 할 수 있다.
[전문개정 2011. 5. 30.]

제14조(금지행위) 공중화장실등을 이용하는 사람은 다음 각 호의 행위를 하여서는 아니 된다.
1. 공중화장실등에 낙서를 하는 행위
2. 공중화장실등의 기물(器物)을 훼손하는 행위
3. 영리 목적의 광고물을 표시하거나 설치하는 행위
4. 그 밖에 공중화장실등에 오물을 방치하는 행위 등 위생적인 화장실 이용을 방해하는 행위로서 시·군·구의 조례로 정하는 사항
[전문개정 2011. 5. 30.]

제15조(공중화장실 운영 자문위원회) ① 공중화장실등의 설치·지정 또는 관리에 관한 다음 각 호의 사항에 관하여 시장·군수·구청장의 자문에 응하게 하기 위하여 시·군·구에 공중화장실 운영 자문위원회를 둘 수 있다.
1. 공중화장실등의 수급계획 수립
2. 공중화장실의 설치 또는 개방화장실의 지정
3. 유료화장실, 이동화장실 및 간이화장실의 설치에 관한 사항
4. 그 밖에 공중화장실등의 운영·관리에 필요한 사항
② 공중화장실 운영 자문위원회의 구성 및 운영에 필요한 사항은 대통령령으로 정한다.
[전문개정 2011. 5. 30.]

제15조의2(한국화장실협회) ① 화장실과 관련된 사업을 경영하는 자, 화장실과 관련된 학술 및 연구 분야에 종사하는 사람, 그 밖에 대통령령으로 정하는 자는 화장실에 관한 조사·연구, 기술개발, 화장실 문화의 건전한 발전을 도모하기 위하여 한국화장실협회(이하 "협회"라 한다)를 설립할 수 있다.
② 협회는 행정안전부장관의 설립인가를 받아 주된 사무소의 소재지에서 설립등기를 함으로써 성립한다. <개정 2013. 3. 23., 2014. 11. 19., 2017. 7. 26.>
③ 협회는 법인으로 한다.
④ 협회의 사업에 필요한 경비는 화장실 사업자 등 회원이 납부하는 회비와 사업 수익금 등으로 충당하며, 국가 및 지방자치단체는 경비의 일부를 예산의 범위에서 지원할 수 있다.
⑤ 협회의 업무 및 정관 등에 필요한 사항은 대통령령으로 정한다.
⑥ 협회에 관하여 이 법에 규정된 것 외에는 「민법」 중 사단법인에 관한 규정을 준용한다.
[전문개정 2011. 5. 30.]

제15조의3(보고 등) 행정안전부장관은 협회에 대하여 화장실에 관한 조사·연구를 하게 하거나 업무상 필요한 보고를 하게 할 수 있다. <개정 2008. 2. 29., 2013. 3. 23., 2014. 11. 19., 2016. 1. 27., 2017. 7. 26.>

[본조신설 2006. 4. 28.]
[제목개정 2016. 1. 27.]

제16조(보조금의 지급) 국가 및 지방자치단체는 공중화장실등을 설치·관리 또는 개선하는 자에 대하여 설치·관리 또는 개선 비용 등의 일부를 예산의 범위에서 보조할 수 있다. 이 경우 제7조제1항부터 제3항까지, 제7조의2 및 제7조의3에 따라 기존 공중화장실등을 개선할 때에는 그 개선 비용의 일부를 우선적으로 보조할 수 있다.
[전문개정 2011. 5. 30.]

제17조(민간 위탁) 시장·군수·구청장은 해당 지방자치단체가 설치한 공중화장실의 관리업무를 해당 지방자치단체의 조례로 정하는 바에 따라 단체·개인 등에게 위탁할 수 있다.
[전문개정 2011. 5. 30.]

제18조(조례에의 위임) 이 법에 따른 명령에 규정된 것 외에 공중화장실등의 유지·관리에 필요한 사항은 해당 지방자치단체의 조례로 정한다.
[전문개정 2011. 5. 30.]

제19조(보고 등) 행정안전부장관 또는 시장·군수·구청장은 행정안전부령으로 정하는 바에 따라 공중화장실등을 설치·관리하는 자에게 이 법의 시행에 필요한 범위에서 보고를 하게 하거나 자료를 제출하게 할 수 있다. <개정 2013. 3. 23., 2014. 11. 19., 2017. 7. 26.>
[전문개정 2011. 5. 30.]

제20조 삭제 <2009. 4. 1.>

제21조(과태료) ① 제11조제1항에 따른 신고를 하지 아니하고 유료화장실을 설치·운영한 자에게는 200만원 이하의 과태료를 부과한다.
② 다음 각 호의 어느 하나에 해당하는 자에게는 100만원 이하의 과태료를 부과한다.
1. 제6조 및 제10조제1항에 따른 설치 명령에 따르지 아니한 자
2. 제11조제2항에 따른 표지 부착 의무를 위반한 자 또는 같은 조 제4항에 따른 설치 및 관리 기준을 위반한 자
3. 제13조에 따른 명령을 이행하지 아니한 자
4. 제19조에 따른 보고 등의 요구에 따르지 아니한 자
③ 제14조를 위반하여 금지행위를 한 사람에게는 50만원 이하의 과태료를 부과한다.
④ 제1항부터 제3항까지의 규정에 따른 과태료는 시장·군수·구청장이 부과·징수한다.
[전문개정 2011. 5. 30.]

제22조 삭제 <2009. 4. 1.>

부칙 <제14839호, 2017. 7. 26.>

제1조(시행일) ① 이 법은 공포한 날부터 시행한다. 다만, 부칙 제5조에 따라 개정되는 법률 중 이 법 시행 전에 공포되었으나 시행일이 도래하지 아니한 법률을 개정한 부분은 각각 해당 법률의 시행일부터 시행한다.
제2조부터 제4조까지 생략
제5조(다른 법률의 개정) ①부터 <53>까지 생략
<54> 공중화장실 등에 관한 법률 일부를 다음과 같이 개정한다.
제7조제1항 단서, 제8조제1항 및 제19조 중 "행정자치부령"을 각각 "행정안전부령"으로 한다.
제15조의2제2항, 제15조의3 및 제19조 중 "행정자치부장관"을 각각 "행정안전부장관"으로 한다.
<55>부터 <382>까지 생략
제6조 생략

부록3 공중화장실 등에 관한 법률 시행령

공중화장실 등에 관한 법률 시행령(약칭 : 공중화장실법 시행령)

[시행 2018. 12. 18] [대통령령 제29395호, 2018. 12. 18, 타법개정]

행정안전부(생활공간정책과) 044-205-3545

제1조(목적) 이 영은 「공중화장실 등에 관한 법률」에서 위임된 사항과 그 시행에 관하여 필요한 사항을 규정함을 목적으로 한다. <개정 2006. 11. 9.>

제2조(공공기관의 범위) 「공중화장실 등에 관한 법률」(이하 "법"이라 한다) 제2조제6호에서 "대통령령으로 정하는 기관"이란 다음 각호의 기관을 말한다. <개정 2006. 11. 9., 2009. 5. 6., 2013. 10. 16.>

1. 「공공기관의 운영에 관한 법률」 제4조에 따른 공공기관
2. 「지방공기업법」 제2조에 따른 지방직영기업·지방공사 또는 지방공단
3. 특별법에 따라 설립된 법인

제3조(적용범위) ① 법 제3조제16호에서 "대통령령으로 정하는 시설"이란 다음 각 호의 시설을 말한다.

1. 국가 및 지방자치단체의 청사와 그 부대시설
2. 문화 및 집회시설: 집회장, 전시장, 동·식물원
3. 의료시설: 병원, 격리병원
4. 교육연구시설: 학교, 교육원, 연구소, 도서관
5. 노유자시설: 사회복지시설, 근로복지시설
6. 수련시설: 생활권수련시설, 자연권수련시설
7. 묘지 관련 시설: 화장시설, 봉안당, 묘지와 자연장지에 부수되는 건축물
8. 장례시설: 장례식장

② 법 제3조제17호에서 "대통령령으로 정하는 규모 이상의 시설"이란 다음 각 호의 어느 하나에 해당하는 시설을 말한다. <개정 2017. 11. 21.>

1. 다음 각 목의 어느 하나에 해당하는 시설로 사용되는 부분의 바닥면적의 합이 2천제곱미터 이상인 건축물. 다만, 다목에 해당하는 시설 중 사무구획별로 화장실이 설치된 오피스텔의 경우에는 해당 사무구획에 해당되는 부분의 바닥면적은 바닥면적의 합산 대상에서 제외한다.
   가. 「건축법 시행령」 별표 1 제3호에 따른 제1종 근린생활시설
   나. 「건축법 시행령」 별표 1 제4호에 따른 제2종 근린생활시설
   다. 「건축법 시행령」 별표 1 제14호에 따른 업무시설
2. 삭제 <2017. 11. 21.>
3. 제1항제2호부터 제6호까지의 규정에 해당하는 시설로 사용되는 부분의 바닥면적의 합이 1천제곱미터 이상인 건축물

[전문개정 2017. 5. 8.]

제4조(공중화장실등의 수급계획) ①특별자치시장·특별자치도지사·시장·군수 또는 구청장(구청장은 자

치구의 구청장을 말하며, 이하 "시장・군수・구청장"이라 한다)은 법 제5조에 따라 관할 구역안의 공중화장실・개방화장실・이동화장실・간이화장실 및 유료화장실(이하 "공중화장실등"이라 한다)의 수급계획(이하 "수급계획"이라 한다)을 5년마다 수립하여야 한다. <개정 2006. 11. 9., 2009. 5. 6., 2013. 10. 16., 2017. 5. 8.>

②수급계획에는 다음 각호의 사항이 포함되어야 한다.

1. 공중화장실등의 수급에 관한 기본방침
2. 공중화장실등의 수급에 관한 장기전망
3. 공중화장실등의 연차별 설치계획
4. 개방화장실의 연차별 지정계획
5. 공중화장실등의 설치 및 관리를 위한 사업비 조달계획
6. 그 밖에 공중화장실등의 수급에 관하여 필요한 사항

③시장・군수・구청장은 수급계획을 수립하는 때에는 관계 행정기관의 장과 협의하여야 한다. <개정 2013. 10. 16.>

④시장・군수・구청장은 수급계획을 수립한 때에는 행정안전부령으로 정하는 바에 따라 이를 고시하고, 특별자치시장 및 특별자치도지사를 제외한 시장・군수・구청장은 수급계획을 특별시장・광역시장・도지사(이하 "시・도지사"라 한다)에게 제출하여야 한다. <개정 2008. 2. 29., 2009. 5. 6., 2013. 3. 23., 2013. 10. 16., 2014. 11. 19., 2017. 5. 8., 2017. 7. 26.>

⑤제3항 및 제4항의 규정은 수급계획의 변경에 관하여 이를 준용한다. 다만, 행정안전부령이 정하는 경미한 사항을 변경하는 경우에는 그러하지 아니하다. <개정 2008. 2. 29., 2013. 3. 23., 2014. 11. 19., 2017. 7. 26.>

제5조(연도별 사업계획) ①시장・군수・구청장은 수급계획에 따라 매년 다음 연도 사업계획(이하 "연도별 사업계획"이라 한다)을 수립하고, 특별자치시장 및 특별자치도지사를 제외한 시장・군수・구청장은 연도별 사업계획을 매년 10월 31일까지 시・도지사에게 제출하여야 한다. <개정 2013. 10. 16., 2017. 5. 8.>

②시장・군수・구청장은 연도별 사업계획을 수립하는 때에는 관계 행정기관의 장과 협의하여야 한다. <개정 2013. 10. 16.>

③ 제1항에 따라 연도별 사업계획을 수립한 특별자치시장・특별자치도지사 및 연도별 사업계획을 제출받은 시・도지사는 매년 12월 31일까지 행정안전부장관에게 이를 제출하여야 한다. <개정 2013. 10. 16., 2014. 11. 19., 2017. 5. 8., 2017. 7. 26.>

제6조(공중화장실등의 설치기준) ①법 제7조제2항에서 "대통령령으로 정하는 장소 또는 시설"이라 함은 다음 각 호의 장소 또는 시설을 말한다. <개정 2013. 10. 16., 2014. 7. 14.>

1. 「건축법 시행령」 별표 1 제5호 중 공연장・관람장 또는 전시장으로서 수용인원이 1천명 이상인 시설
2. 「건축법 시행령」 별표 1 제27호 중 야외음악당 또는 야외극장으로서 수용인원이 1천명 이상인 시설
3. 「건축법 시행령」 별표 1 제27호 중 공원・유원지 또는 관광지에 부수되는 시설로서 수용인원이 1천명 이상인 시설
4. 「도로법」 제10조제1호에 따른 고속국도에 설치된 휴게시설(같은 법 제2조제2호가목에 따른 휴게시설을 말한다. 이하 이 호에서 같다)로서 연평균 1일 편도 교통량이 5만대 이상인 고속국도 구간에 설치된 휴게시설

②제1항의 시설 또는 장소 중 이용자의 남녀 성별비율 등의 특성상 법 제7조제2항에 따른 공중화장실등의 설치기준을 적용하는 것이 부적절하다고 시장・군수・구청장이 인정하는 경우에는 제1항에 불구

하고 동 설치기준을 적용하지 아니할 수 있다.

③법 제7조제3항 및 제5항에 따른 공중화장실등의 설치기준은 별표와 같다.

[전문개정 2006. 11. 9.]

제6조의2(어린이용 대·소변기의 설치 등) 법 제7조의2제1항 및 제2항에 따른 어린이용 대·소변기, 어린이용 세면대 및 영유아용 기저귀교환대 설치 등에 관한 기준은 별표와 같다.

[전문개정 2010. 5. 4.]

제6조의3(세면대에서 사용한 물의 재활용) 법 제7조의3 전단에서 "대통령령으로 정하는 일정 규모 이상의 공중화장실등"이란 4기 이상의 세면대(같은 건물 안에 있는 모든 화장실의 세면대 수를 합산한다)가 설치된 다음 각 호의 시설 또는 장소에 있는 공중화장실을 말한다. <개정 2014. 7. 7., 2014. 7. 14., 2017. 3. 29.>

1. 제3조제1항에 따른 공용시설 및 공공용시설
2. 「자연공원법」 제2조제1호에 따른 자연공원
3. 「여객자동차 운수사업법」 제2조제5호에 따른 여객자동차터미널
4. 「도시공원 및 녹지 등에 관한 법률」 제2조제3호에 따른 도시공원
5. 「도로법」 제2조제2호가목에 따른 휴게시설
6. 「철도산업발전 기본법」 제3조제1호에 따른 철도의 역
7. 「도시철도법」 제2조제2호에 따른 도시철도의 역
8. 「공항시설법」 제2조제7호에 따른 공항시설
9. 「공연법」 제2조제4호에 따른 공연장

[본조신설 2010. 5. 4.]

제7조(공중화장실의 관리기준) 법 제8조제3항에 따른 공중화장실의 관리기준은 다음 각 호와 같다. <개정 2009. 5. 6., 2014. 12. 3., 2017. 5. 8., 2018. 9. 4., 2018. 12. 18.>

1. 관리인을 두어 위생적으로 관리하고, 입구에 관리인의 연락처를 게시할 것
2. 악취의 발산과 파리·모기 등 해로운 벌레의 발생·번식을 방지하기 위하여 공중화장실의 내부 및 외부를 4월부터 9월까지는 주 3회 이상, 10월부터 다음해 3월까지는 주 1회 이상 소독을 실시할 것
3. 대변기 칸막이 안에는 휴지통을 두지 아니할 것. 다만, 다음 각 목의 어느 하나에 해당하는 경우에는 휴지통을 둘 수 있다.
   가. 법 제7조제3항에 따라 장애인·노인·임산부 등이 사용할 수 있는 변기가 설치된 경우
   나. 영유아용 기저귀교환대가 설치된 경우
4. 여성용 대변기 칸막이 안에는 위생용품을 수거할 수 있는 수거함 등을 둘 것. 다만, 어린이만 사용하는 경우 등 이용자의 특성상 위생용품 수거가 필요 없는 경우에는 위생용품 수거함 등을 두지 아니할 수 있다.
5. 청소 또는 보수 등을 위하여 남성 관리인이 여성화장실을, 여성 관리인이 남성화장실을 출입하는 경우에는 화장실 입구에 청소 또는 보수 중임을 알리는 안내표지판을 두어 이용자가 알 수 있도록 할 것
6. 그 밖에 공중화장실과 그 주변의 청결을 위해 특별자치시, 특별자치도, 시·군 또는 구(구는 자치구를 말하며, 이하 "시·군·구"라 한다)의 조례로 정하는 사항

제8조(개방화장실의 지정 등) ① 법 제9조제2항에서 "대통령령으로 정하는 규모 이상의 법인 또는 개인소유 시설물"이란 법인 또는 개인소유 시설물로서 제3조제2항 각 호의 건축물을 말한다. 다만, 해당 시설물을 소유하거나 관리하는 자가 개방화장실로 지정하여 줄 것을 요청하는 경우에는 해당 지방자치

단체의 조례로 정하는 바에 따라 규모를 완화하여 적용할 수 있다. <개정 2017. 5. 8.>

②시장·군수·구청장은 조례가 정하는 바에 따라 개방화장실을 24시간 개방하는 상시개방화장실과 일정한 시간만을 개방하는 정시개방화장실로 구분하여 운영할 수 있다. <개정 2013. 10. 16.>

[제목개정 2017. 5. 8.]

제9조(공중화장실 운영 자문위원회의 구성 등) ①법 제15조제1항에 따른 시·군·구의 공중화장실 운영자문위원회(이하 "위원회"라 한다)는 위원장과 부위원장 각 1인을 포함한 10인 이내의 위원으로 구성한다. <개정 2009. 5. 6., 2013. 10. 16., 2017. 5. 8., 2018. 12. 18.>

②위원장은 행정부시장·행정부지사·부시장·부군수 또는 부구청장이 되고, 부위원장은 위원중에서 호선한다. <개정 2013. 10. 16., 2017. 5. 8.>

③위원회의 위원은 다음 각호의 자중에서 시장·군수·구청장이 임명 또는 위촉한다. <개정 2006. 11. 9., 2013. 10. 16.>

1. 당해 시·군·구소속 공무원으로서 화장실 업무를 담당하는 국장 또는 과장
2. 건축, 위생설비, 요식업 등 화장실 관련분야에 학식과 경험이 풍부한 자
3. 시민단체(「비영리민간단체지원법」 제2조에 따른 비영리민간단체를 말한다. 이하 같다)가 추천하는 자

④공무원이 아닌 위원의 임기는 2년으로 하되 연임할 수 있다.

[제목개정 2018. 12. 18.]

제10조(위원회의 운영 등) ①위원장은 위원회의 업무를 총괄하고, 위원회의 회의를 소집하며 그 의장이 된다.

②위원장이 부득이한 사유로 그 직무를 수행할 수 없는 때에는 부위원장이 위원장의 직무를 대행한다.

③회의는 재적위원 과반수의 출석으로 개의하고, 출석위원 과반수의 찬성으로 의결한다.

④위원회에 간사와 서기 각 1인을 두며, 간사와 서기는 당해 시·군·구소속 공무원중에서 위원장이 임명한다.

⑤간사는 위원장의 명을 받아 위원회의 사무를 처리하며, 서기는 간사를 보조한다.

제11조(위원의 수당 등) 위원회에 참석하는 위원에게는 당해 지방자치단체의 조례가 정하는 바에 따라 예산의 범위안에서 수당·여비 그 밖의 필요한 경비를 지급할 수 있다. 다만, 공무원인 위원이 그의 소관업무와 직접적으로 관련하여 참석하는 경우에는 그러하지 아니하다.

제11조의2(한국화장실협회의 회원 등) ①법 제15조의2제1항에서 "그 밖에 대통령령이 정하는 자"라 함은 화장실관련 시민단체의 회원 및 화장실의 환경개선 등에 관심이 있는 자를 말한다.

②다음 각 호의 어느 하나에 해당하는 자는 법 제15조의2제1항에 따른 한국화장실협회(이하 "협회"라 한다)의 회원이 될 수 있다.

1. 화장실과 관련된 학술연구를 수행하는 자
2. 화장실과 관련된 용역·물자의 생산·공사(工事) 등을 수행하는 자
3. 화장실에 관한 학식과 경험이 풍부한 자
4. 그 밖에 정관이 정하는 자

[본조신설 2006. 11. 9.]

제11조의3(협회의 업무 및 정관 등) ①법 제15조의2제5항에 따른 협회의 업무는 다음 각 호와 같다.

1. 화장실과 관련된 교육·홍보 및 조사·연구
2. 화장실과 관련된 기술의 개발 및 보급
3. 화장실문화의 개선을 위한 품질인증의 시행 및 평가
4. 화장실과 관련된 세미나 및 심포지엄의 개최

5. 화장실 관련 정부 위탁사업의 수행
6. 화장실 관련 국제교류·활동 및 행사유치

②법 제15조의2제5항에 따른 협회의 정관기재사항은 다음 각 호와 같다.

1. 목적
2. 명칭
3. 주된 사무소의 소재지
4. 사업에 관한 사항
5. 회원자격 등에 관한 사항
6. 임원에 관한 사항
7. 기구 및 조직에 관한 사항
8. 자산 및 회계에 관한 사항
9. 회비에 관한 사항
10. 총회 및 이사회에 관한 사항
11. 정관의 변경에 관한 사항

③협회 임원의 정수 및 임기 등에 관한 사항은 협회의 정관으로 정한다.

[본조신설 2006. 11. 9.]

제11조의4 삭제 <2014. 12. 3.>

제12조 삭제 <2009. 5. 6.>

제13조(규제의 재검토) 행정안전부장관은 다음 각 호의 사항에 대하여 다음 각 호의 기준일을 기준으로 3년마다(매 3년이 되는 해의 기준일과 같은 날 전까지를 말한다) 그 타당성을 검토하여 개선 등의 조치를 하여야 한다. <개정 2017. 7. 26., 2017. 11. 21.>

1. 제6조의2 및 별표에 따른 어린이용 대·소변기, 어린이용 세면대 및 영유아용 기저귀교환대 설치 등에 관한 기준: 2016년 1월 1일
2. 제3조제2항제1호에 따른 바닥면적에 관한 기준: 2016년 1월 1일

[전문개정 2015. 12. 15.]

부칙 <제29395호, 2018. 12. 18.>

이 영은 공포한 날부터 시행한다.

부록4 공중화장실 등에 관한 법률 시행규칙

공중화장실 등에 관한 법률 시행규칙(약칭 : 공중화장실법시행규칙)

[시행 2019. 9. 5] [행정안전부령 제136호, 2019. 9. 5, 일부개정]

행정안전부(생활공간정책과) 044-205-3545

제1조(목적) 이 규칙은 「공중화장실 등에 관한 법률」 및 동법 시행령에서 위임된 사항과 그 시행에 관하여 필요한 사항을 규정함을 목적으로 한다. <개정 2006. 11. 9.>

제2조(수급계획의 고시) 시장·군수 또는 구청장(자치구의 구청장을 말한다. 이하 같다)은 「공중화장실 등에 관한 법률 시행령」(이하 "영"이라 한다) 제4조제4항의 규정에 의하여 공중화장실·개방화장실·이동화장실·간이화장실 및 유료화장실(이하 "공중화장실등"이라 한다)의 수급계획을 수립한 때에는 이를 당해 시·군 또는 자치구의 공보에 고시하고 인터넷 등 정보통신망에 게재하여야 한다. <개정 2006. 11. 9.>

제3조(경미한 사항의 변경) 영 제4조제5항 단서에서 "행정안전부령이 정하는 경미한 사항"이라 함은 다음 각호의 사항을 말한다. <개정 2008. 3. 4., 2013. 3. 23., 2014. 11. 19., 2017. 7. 26.>

1. 공중화장실 설치장소의 위치변경
2. 물가상승 등으로 인한 공중화장실등의 설치 및 관리에 관한 사업비의 변경

제4조(공중화장실등의 설치기준) 「공중화장실 등에 관한 법률」(이하 "법"이라 한다) 제7조제1항 단서 및 영 별표 제14호 단서에서 "행정안전부령으로 정하는 경우"라 함은 법 제2조제3호에 따른 이동화장실 또는 법 제2조제3호의2에 따른 간이화장실을 설치하거나 다음 각 호의 시설에 공중화장실등을 설치하는 경우를 말한다. <개정 2008. 3. 4., 2013. 3. 23., 2014. 11. 19., 2017. 7. 26., 2019. 9. 5.>

1. 「석유 및 석유대체연료사업법」에 의한 주유소 및「액화석유가스의 안전관리 및 사업법」에 의한 액화석유가스충전사업을 하는 충전소
2. 「체육시설의 설치·이용에관한법률」에 의한 체육시설업중 신고체육시설업의 시설
3. 국가 또는 지방자치단체가 설치하는 공용 또는 공공용시설로서 연면적(지하주차장 면적을 제외한다) 660제곱미터 미만의 건축물
4. 「초·중등교육법」, 「고등교육법」 및 「평생교육법」에 의한 학교로서 남학생 또는 여학생만 재학하는 학교
5. 그 밖에 이용대상·규모와 이용자의 남녀 성별비율 등 설치 장소·시설의 여건을 고려하여 시장·군수 또는 구청장이 인정하는 시설

[전문개정 2006. 11. 9.]

제5조(공중화장실 관리인의 지정) ① 법 제8조제1항에 따라 공중화장실이 설치된 장소 또는 시설을 소유·관리하는 자는 위생 및 시설관리, 수질오염예방 등에 대한 교육(이하 "위생교육"이라 한다)을 받은 사람을 법 제8조제1항에 따른 공중화장실 관리인(이하 "공중화장실 관리인"이라 한다)으로 지정하여야 한다.

② 제1항에도 불구하고 공중화장실이 설치된 장소 또는 시설을 소유·관리하는 자가 공중화장실 관리인으로 지정한 사람에 대하여 지정된 날부터 10일 이내에 위생교육을 받도록 하는 경우에는 위생교육을 받지 아니한 사람을 공중화장실 관리인으로 지정할 수 있다.

③ 위생교육의 내용 및 방법, 그 밖에 위생교육에 필요한 사항은 행정안전부장관이 정하여 고시한다. <개정 2017. 7. 26.>

[전문개정 2016. 12. 30.]

제6조(공중화장실 관리인의 교육) 시장·군수 또는 구청장은 조례로 정하는 바에 따라 제5조에 따른 공중화장실 관리인에 대하여 3년마다 1회 이상 공중화장실의 관리에 필요한 교육을 실시하여야 한다. 다만, 시장·군수 또는 구청장은 공중화장실의 위생적 관리를 위하여 특별히 필요하다고 인정하면 교육을 실시할 수 있다. <개정 2009. 7. 1., 2011. 3. 31.>

제7조(시설점검의 확인) 특별시장·광역시장 또는 도지사는 연 1회 이상 관할 구역안의 공중화장실등의 설치 및 유지·관리실태를 점검하고, 점검결과를 관할 지방자치단체에 통보하여 시정을 권고할 수 있다.

제8조(보고) 시장·군수 또는 구청장은 국제행사 개최 등을 위하여 필요하다고 인정하면 법 제19조에 따라 공중화장실등을 설치·관리하는 자에게 다음 각 호의 사항을 별지 서식에 따라 보고하게 할 수 있다. <개정 2011. 3. 31.>

1. 공중화장실 및 편의시설 현황
2. 공중화장실 운영관리 현황

제9조 삭제 <2009. 5. 6.>

제10조(규제의 재검토) 행정안전부장관은 제5조에 따른 공중화장실 관리인의 지정요건에 대하여 2015년 1월 1일을 기준으로 2년마다(매 2년이 되는 해의 1월 1일 전까지를 말한다) 그 타당성을 검토하여 개선 등의 조치를 하여야 한다. <개정 2014. 11. 19., 2017. 7. 26.>

[본조신설 2014. 11. 17.]

부칙 <제136호, 2019. 9. 5.>

이 규칙은 2019년 9월 5일부터 시행한다.

부록5 서울특별시 강남구 공중화장실 등의 설치 및 관리조례

서울특별시 강남구 공중화장실 등의 설치 및 관리 조례

(일부개정) 1994.12.30 조례 제291호
(일부개정) 1999.09.22 조례 제440호
(일부개정) 2000.12.08 조례 제 487호
(전문개정) 2004.12.31 조례 제 607호
(일부개정) 2008.07.04 조례 제 751호
(일부개정) 2009.12.18 조례 제904호
(일부개정) 2015.07.10 조례 제1263호
(일부개정) 2016.07.08 조례 제1363호
(일부개정) 2018.12.14 조례 제1460호

제1장 총 칙

제1조(목적) 이 조례는 「공중화장실 등에 관한 법률」과 같은 법 시행령 및 같은 법 시행규칙 등에서 위임된 사항과 그 시행에 필요한 사항을 규정함으로써 주민의 위생편의와 복지증진을 도모하는 것을 목적으로 한다. <개정 2009.12.18>

제2조(정의) 이 조례에서 공중화장실 등이란 「공중화장실 등에 관한 법률」(이하 "법"이라 한다) 제2조에 따른 공중화장실 · 개방화장실 · 이동화장실 · 간이화장실 · 유료화장실을 말한다. <개정 2009.12.18, 2018.12.14>

제3조(적용의 범위) <삭제 2015.07.10>

제4조(설치 · 관리자의 책무) 공중화장실 등을 설치 · 관리하는 자는 공중화장실 등을 항상 깨끗하고 위생적으로 유지 · 관리하여야 하며, 이용자에게 편의를 도모할 수 있도록 편의용품의 비치와 최적의 시설상태를 유지하도록 노력하여야 한다. <개정 2009.12.18>

제2장 시설의 설치기준 및 유지 · 관리

제5조(설치기준) ① 「공중화장실 등에 관한 법률 시행령」(이하 "영"이라 한다) 제6조 별표 규정에서 정한 이외의 공중화장실 등의 설치기준은 다음 각 호와 같다. <개정 2009.12.18>

1. 바닥에 경사로를 두거나 배수로 등을 설치하여 배수가 잘 되도록 하여야 한다.
2. 바닥과 내벽에는 타일을 붙이거나 방수에 필요한 조치를 하여야 한다.
3. 필요시 화장실내에 청소도구함, 관리시설 등을 설치할 수 있다.
4. 그 밖에 다양한 주제의 화장실 공간이 연출될 수 있도록 손건조 비품 · 그림 · 사진 · 화분 등을 설치할 수 있다. <개정 2008.07.04>
5. 장애인용 화장실의 설치기준은 「장애인 · 노인 · 임산부 등의 편의증진 보장에 관한 법률 시행규칙」 제2조제1항의 규정을 준용한다. <개정 2008.07.04, 2009.12.18>

제6조(위탁관리 등) ① 서울특별시 강남구청장(이하 "구청장"이라 한다)이 설치한 공중화장실의 효율적인 유지 · 관리를 위하여 필요할 경우에는 그 업무의 일부 또는 전부를 시설을 관리할 수 있는 자에게 위탁할 수 있다. <개정 2009.12.18>

② 제1항에 따라 수탁관리 하는 자에게 예산이 허용하는 범위에서 유지·관리비용을 보조할 수 있다. <개정 2009.12.18>

제7조(관리인의 교육) ① 구청장은 「공중화장실 등에 관한 법률 시행규칙」 제6조에 따라 공중화장실 관리인(이하 "관리인"이라 한다)에 대한 교육을 효율적으로 실시하기 위하여 연간 교육계획을 수립하여 교육을 실시하여야 한다. <개정 2009.12.18>

② 제1항에 따라 구청장이 관리인에 대한 교육을 직접 실시하기가 어려울 경우에는 화장실 관련 전문단체와 연계하여 실시 할 수 있다. <개정 2009.12.18>

제8조(편의용품의 비치·제공) 공중화장실을 설치·관리하는 자는 이용자의 편의를 도모하기 위하여 화장실에 다음 각 호의 편의용품을 비치하여 제공하여야 한다. 다만, 지역의 여건상 편의용품의 비치가 곤란한 경우에는 예외로 할 수 있다. <개정 2009.12.18>

1. 화장지(또는 화장지 자동판매기 설치)
2. 세정제
3. 방향제
4. 탈취제 및 소독약품

제9조(공중화장실의 유지·관리) 공중화장실을 설치·관리하는 자는 공중화장실을 항상 깨끗하고 위생적으로 유지하기 위하여 다음 각 호와 같이 관리하여야 한다. <개정 2009.12.18>

1. 1일 3회 이상 청소를 하여야 한다. <개정 2009.12.18>
2. 대·소변기 및 배수구 등에는 요석 등으로 인한 부식방지를 위하여 주기적인 소독을 실시하여야 한다. <개정 2009.12.18>
3. 수시로 시설을 점검하여 파손·훼손된 시설은 즉시 정비하고, 도색이 필요한 화장실의 경우에는 연1회 이상 도색을 하여야 한다.

제10조(관리대장의 비치) 공중화장실을 설치·관리하는 자는 별지 제1호서식에 따른 관리대장을 비치하여야 하며 시설의 유지·관리상황과 정비 상황 등을 기록하여야 한다. <개정 2009.12.18.>

제3장 개방화장실 지정·운영

제11조(화장실의 개방) ① 구청장이 설치한 공중화장실은 다수인이 항상 편리하게 이용할 수 있도록 화장실을 개방하여야 한다.

② 제1항에 따라 개방하는 화장실 중 옥외에 설치한 화장실은 상시 개방하여야 한다. 다만, 제1항의 규정에도 불구하고 공중화장실의 상시 개방이 어려운 경우에는 다음 각 호와 같이 개방시간을 제한할 수 있다. <개정 2008.07.04, 2009.12.18>

1. 상시 개방이 어려운 건물내부에 설치된 화장실은 관리인 또는 운영자의 운영시간에 한하여 개방할 수 있다. <신설 2008.07.04>
2. 청소년의 음주·폭력·방화 등 청소년 탈선 및 노숙자 기거로 인한 우범장소화, 잦은 기물파손 및 도난, 장시간을 요하는 수리·보수 등으로 화장실의 상시 개방이 어렵다고 구청장이 인정하는 경우에는 현장 여건을 고려하여 개방시간을 조정할 수 있다. <신설 2008.07.04>

제12조(개방화장실의 지정) ① 구청장은 법 제9조에 따른 화장실 중 다수인이 항상 이용할 수 있는 장소와 시설의 화장실은 개방할 필요가 인정되는 경우에는 건축물의 소유자 또는 관리자와 협의하여 개방화장실로 지정할 수 있다. 다만, 해당 시설물을 소유하거나 관리하는 자가 개방화장실로 지정하여 줄 것을 요청하는 경우에는 화장실의 시설수준, 접근성, 관리수준 등을 고려하여 영 제3조제2항 외의 개인 또는 법인 소유의 시설물에 설치된 남·여 분리된 화장실도 민간개방화장실로 지정할 수 있다. <개정 2009.12.18> <단서 신설 2018.12.14>

② 제1항에 따라 개방화장실로 지정한 화장실은 공중이 알 수 있는 위치에 개방화장실 표지를 부착하여야 한다. <개정 2009.12.18>

제13조(보조금지급 등) ① 구청장은 개방화장실로 지정된 화장실을 설치·관리 또는 개선하는 자에게 예산의 범위에

서 시설의 개·보수 사업비 및 비상 알림장치 및 관리운영비(편의 위생용품 및 전기료, 상하수도료, 정화조 청소수수료, 기타 관리운영비)를 지원할 수 있다. <개정 2008.07.04, 2009.12.18, 2018.12.14>

② 제1항에 따른 보조금 지급 등의 지원 기준 및 방법은 구청장이 따로 정한다. <신설 2018.12.14.>

제4장 이동화장실 및 간이화장실 설치·관리 <제목개정 2018.12.14>

제14조(이동화장실의 설치) 구청장은 관할구역에서 정하는 행사 등으로 다수인이 모이는 경우 이용자의 편의를 위하여 행사를 주관하는 자에게 이동화장실의 설치를 명할 수 있다. 다만, 대체화장실이 있거나 지정된 화장실이 있는 경우에는 예외로 한다. <개정 2009.12.18>

제15조(이동화장실의 설치·관리) ① 제14조에 따라 설치하는 이동화장실의 설치기준은 다음 각 호와 같다. <개정 2009.12.18>

1. 행사 등에 참여하는 남성과 여성의 비율을 감안한 적합한 수의 남·여 화장실을 설치하여야 한다.
2. 남자용과 여자용이 구분 되도록 따로 설치하여야 한다.
3. 악취 발생 예방을 위한 환풍시설 등을 설치하여야 한다.
4. 이용하기 편리한 장소에 설치하고 이동화장실임을 쉽게 알아 볼 수 있도록 안내표지판을 설치하여야 한다.

② 이동화장실의 관리기준은 다음 각 호와 같다. <개정 2009.12.18>

1. 청결하고 깨끗하게 유지·관리하기 위하여 관리인을 지정하여야 한다.
2. 청소, 환기 등 필요한 조치를 취하여 항상 청결이 유지되도록 하여야 한다.
3. 악취의 발생과 파리, 모기 등 해충의 방지를 위하여 내부를 주기적으로 소독하여야 한다.
4. 제8조에 따른 편의용품을 비치·제공하여야 한다. <개정 2009.12.18>

③ 이동화장실을 설치한 자는 행사 등을 종료한 때에는 지체 없이 이동화장실을 철거하고 원상복구 하여야 한다. <개정 2009.12.18>

제15조의2(간이화장실의 설치·관리) 법 제10조의2제3항에 따른 간이화장실의 설치 및 관리 기준은 제15조제1항 및 제2항을 준용한다. <신설 2018.12.14>

제5장 유료화장실 신고

제16조(유료화장실의 신고) ① 유료화장실을 운영하고자 하는 자는 법 제7조 및 영 제6조 별표 기준에 적합한 시설을 한 후 구청장에게 별지 제2호서식의 유료화장실 신고서에 다음 각 호의 서류를 첨부하여 제출하여야 한다. <개정 2009.12.18>

1. 화장실 내부 평면도
2. 화상실 관리 및 운영계획서
3. 화장실 사용료 산출내역서

② 제1항에 따라 신고한 사항을 변경하고자 하는 자는 변경사유가 있는 날로부터 15일 이내(사용료를 변경하고자 하는 경우에는 적용일로부터 15일전)에 별지 제2호서식의 신청서에 변경을 증명하는 서류를 첨부하여 구청장에게 제출하여야 한다. <개정 2009.12.18>

③ 구청장이 유료화장실의 신고 또는 변경신고서를 접수한 때에는 시설의 적정성 등을 검토하여 별지 제3호서식의 유료화장실 신고필증을 교부하여야 한다. <개정 2009.12.18>

제17조(준수사항) 제16조에 따라 유료화장실의 신고를 한 자는 다음 각 호의 사항을 준수하여야 한다. <개정 2009.12.18>

1. 제8조에 따라 편의용품을 비치·제공하여야 한다. <개정 2009.12.18>
2. 제16조에 따라 신고금액을 초과하여 징수하지 말아야 한다. <개정 2009.12.18>
3. 관리인을 두어 상시 근무토록 하여야 한다.
4. 그 밖에 화장실의 유지·관리를 위하여 구청장이 지시하는 사항을 이행하여야 한다. <개정 2009.12.18>

제6장 아름다운화장실을 위한 경진대회 실시

제18조(화장실경진대회 실시) 구청장은 관내 전체적인 화장실 수준 향상을 위하여 노력하여야 하며 매년 아름다운화장실 경진대회를 실시할 수 있다. <개정 2009.12.18><본조신설 2008.07.04>

제19조(심사대상) 아름다운화장실 심사대상은 강남구에 소재한 공중화장실 등에 한한다. 다만, 구청장이 필요할 경우에는 따로 심사대상을 정할 수 있다. <개정 2009.12.18><본조신설 2008.07.04>

제20조(심사방법) ① 심사는 서면과 현장실사를 병행하여 실시한다.

② 제1항의 결과에 따라 시설 및 관리가 우수한 경우 시상할 수 있다.<본조신설 2008.07.04>

제21조(시상품 및 시상금) ① 수상대상에는 상패 및 아름다운 화장실 상징표찰을 수여한다.

② 제1항의 시상을 할 때에는 「서울특별시강남구표창조례」를 준용하여 예산의 범위에서 따로 부상을 수여할 수 있다. 단, 부상은 공중화장실 등 설치·관리 또는 개선비에 사용하는 것으로 한다. <개정 2009.12.18><본조신설 2008.07.04>

제22조(과태료의 부과기준) <삭제 2015.07.10>

제23조(시행규칙) 이 조례의 시행에 필요한 사항은 규칙으로 정한다. <개정 2009.12.18>

부칙 <2004.12.31>

① (시행일) 이 조례는 공포한 날부터 시행한다.

② (개방화장실에 대한 경과조치) 이 조례 시행당시 종전의 규정에 의하여 지정된 개방화장실은 이 조례에 의한 개방화장실로 본다.

③ (유료화장실에 대한 경과조치) 이 조례 시행당시 구청장으로부터 유료화장실의 승인을 받은 자는 이 조례에 의하여 승인 받은 것으로 본다.

부칙 <2008.07.04>

① (시행일) 이 조례는 공포한 날부터 시행한다.

② (개방화장실에 대한 경과조치) 이 조례 시행당시 종전의 규정에 의하여 지정된 개방화장실은 이 조례에 의한 개방화장실로 본다.

③ (유료화장실에 대한 경과조치) 이 조례 시행당시 구청장으로부터 유료화장실의 승인을 받은 자는 이 조례에 의하여 승인 받은 것으로 본다.

부칙 <2009.12.18>

이 조례는 공포한 날부터 시행한다.

부칙 <2015.07.10>

이 조례는 공포한 날부터 시행한다.

부칙 <2016.7.8.>

이 조례는 공포한 날부터 시행한다.

부칙 <2018.12.14>

이 조례는 공포한 날로부터 시행한다.

참고문헌

김일효 외(2015), ≪환경미화≫, 한국산업관리공단/고용노동부
김일효, 김소연(2019), ≪청소교육강사의 자격≫, 상학당
김일효(2016) ≪건물자산환경관리론≫, 남두도서
김일효(2015), ≪건물자산위험관리론≫, 남두도서
김일효(2011), ≪건물관리용어≫, 남두도서
김일효(2019), ≪건축물종합유지관리≫, 상학당
김일효(2010), ≪시설관리 서비스 품질 매뉴얼≫, 극동대학교 산학협력단
김일효(2015), ≪환경미화 서비스 품질매뉴얼≫, 극동대학교 산학협력단
김승우(2021), 〈공중화장실관리 서비스 만족도 개선방안에 관한 연구〉, 극동대학교 대학원, 박사학위 논문

KS S 1004 - 1 : 2005(시설관리 서비스 - 프로세스)
KS S 1012 - 1 : 2008(건축물클리닝 서비스- 프로세스)
KS S 1005 - 1 : 2006(시설경비 서비스 - 프로세스)
KS S 1004 - 2 : 2005(시설관리 서비스 - 기반구조)
KS S 1012 - 2 : 2008(건축물클리닝 서비스- 기반구조)
KS S 1005 - 2 : 2006(시설경비 서비스 - 기반구조)

공중화장실 등에 관한 법률
공중화장실 등에 관한 법률 시행령
공중화장실 등에 관한 법률 시행규칙
공중화장실 설치 및 관리에 관한 조례(서울시 강남구 조례 및 중량구 조례)
행정안전부, 공중화장실관리인 위생교육지침(고시) 및 청소교육 동영상자료

ⅡⅠ 저자 소개 ⅡⅠ

■ 김 일 효

< 학력 및 경력 >

- 건국대학교 행정대학원 부동산학과(부동산경영 전공) 수료(행정학석사)
- 극동대학교 대학원 경영학과(빌딩경영 전공) 수료(경영학박사)
- 공군대위 전역
- 건국대학교기성회 회장 역임(1990~1992)
- 신승기업(주) 요르단 지점장, UAE 지점장, 비서실장, 이사 역임
- 풍림산업(주) 사우디아라비아 얀부 건축공사, 젯다 담수처리공장 신축공사 현장소장 역임
- 풍림산업(주) 본사 사옥관리부장 역임
- 한양대학교, 경원대학교, 경민대학교 민법강사 역임
- 전북과학대학교 건물관리과 겸임교수 역임
- 경희대학교 사회교육원 건물자산경영학과 겸임교수 역임
- 동원대학교 부동산컨설팅과 교수 정년퇴임
- 현) 사단법인 한국건물관리학회 회장
- 현) (사)한국건물위생관리협회 자문교수
- 현) 산업통산자원부, 국가기술표준원 건축물 클리닝 서비스(청소 서비스), 시설관리 서비스 KS인증 심사위원
- 현) 영등포구청 아파트청소용역 자문위원
- 현) 극동대학교 글로벌대학원 건물자산관리학과 겸임교수

< 저서 및 논문 >

- 《건물자산관리학원론》
- 《건축물종합유지관리》
- 《수주영업실무》
- 《건물자산임대관리론》
- 《건물자산환경관리론》
- 《건물잔산법률관리론》
- 《건물자산행정관리론》
- 《건물자산위험관리론》
- 《환경미화》
- 《청소교육강사의 자격》 공저
- 〈부동산거래사고 방지대책에 관한 연구〉, 건국대학교 행정대학원 석사학위 논문
- 〈건물자산관리제도 개선방안에 관한 연구〉, 극동대학교 대학원 박사학위 논문
- 〈건물자산관리의 학문적 이론체계화에 관한 연구〉, 건물관리연구 학술지
- 〈시설관리 직종별 적정인원 산출방안에 관한 연구〉, 건물관리연구 학술지
- 〈시설관리 직종별 적정인원 산출방안에 관한 연구〉, 건물관리연구 학술지
- 〈건축물 클리닝 서비스 품질 매뉴얼 개발연구 보고서〉
- 〈시설관리 서비스 품질 매뉴얼 개발연구 보고서〉
- 〈공중화장실관리 서비스 단체표준 개발연구〉, 한국화장실협회 외

■ 김 소 연

- 극동대학교 대학원 건물자산관리학 전공, 경영학과 박사과정
- 한국생활환경평생교육원 원장
- (사)한국청소산업협회 이사
- (사)한국건물관리학회 학술이사
- 청소114(주) 팀장
- 《청소교육강사의 자격》 공저
- 〈업무용 건물 청소서비스의 양적 생산성 향상방안에 관한 연구〉, 극동대학교 대학원, 석사학위 논문
- 〈공중화장실관리 서비스 단체표준 개발연구〉, 한국화장실협회

■ 김 승 우

- 극동대학교 대학원 건물자산관리학 전공, 경영학 박사
- 한국생활환경평생교육원 본부장
- (사)한국청소산업협회 이사
- (사)한국건물관리학회 학술이사
- 청소114(주) 팀장
- 〈공중화장실 관리서비스 만족도 개선방안에 관한 연구〉, 극동대학교 대학원, 박사학위 논문
- 〈공중화장실관리 서비스 단체표준 개발연구〉, 한국화장실협회

공중화장실관리인 위생교육개론

2021년 2월 10일 1판 1쇄 발행

저 자 김일효 · 김소연 · 김승우
발행인 남 승 우

발행처 도서출판 상尙 학學 당堂

서울특별시 동작구 사당로9가길 6
TEL : 02) 595-1692 ~ 4
FAX : 02) 595-1394
E-mail : namdoo6@unitel.co.kr
신고 : 2-155호 (1968. 11. 29)

정가 30,000원

ISBN 978-89-6587-208-5 93370